Martina Racz

EINE VON ACHT

Mein Leben mit Brustkrebs

Verlag am Rande

Martina Racz
EINE VON ACHT
Mein Leben mit Brustkrebs

Herausgegeben von: Verlag am Rande

A-4621 Sipbachzell · T: 0043 664 7503 7100
office@verlag-am-rande.at · www.verlag-am-rande.at

ISBN: 978-3-903190-42-9

1. Auflage Juli 2021

Layout: Joachim Grübler · www.jographic.at
Druck: Totem, www.totem.com.pl/de
Autorinnenfoto: www.pressthebutton.net
Coverfoto: www.pressthebutton.net

Martina Racz

EINE VON ACHT

Mein Leben mit Brustkrebs

Inhalt

Vorwort	9
Wie alles begann	13
Klarheit! Die Diagnose	33
Bitte einsteigen! Voruntersuchungen	47
Das Karussell fährt ab ...	71
Die erste Chemo-Etappe	89
Ein neues Chemoprotokoll	125
Das letzte Chemo-Kapitel	139
Die Operation – ein nächster Schritt	169
Regeneration unter erschwerten Bedingungen	179
Die erste Nachsorge	195
Leben!	203
Ein Jahr Krebs	211
Schon wieder Nachsorge	217
Und jetzt?	227

Vorwort

Manchmal zähle ich durch, wenn ich im Kino bin oder im Theater, im Kaffeehaus oder einfach im Supermarkt. Eins, zwei, drei, vier, fünf, sechs, sieben ... acht. Und jedes Mal wenn ich bei acht angekommen bin, traue ich mich fast nicht, die Frau anzusehen, die die Achte ist. Sie tut mir jetzt schon leid, weiß ich doch, was auf sie zukommt. Natürlich ist mir bewusst, dass das alles nur Statistik ist und dass in Menschenansammlungen nicht jede achte Frau automatisch erkranken wird. Und doch ist es ein seltsames Gefühl, betroffen zu sein und zu wissen, dass noch viele folgen werden, wenn der Medizin nicht demnächst ein gravierender Durchbruch gelingt.

In Österreich und Deutschland erkrankt derzeit jede achte Frau im Laufe ihres Lebens an Brustkrebs. Ich bin eine davon. Ich bin die Achte.

Viele Berührungspunkte mit Krebs hatte ich in meinem Leben bis dahin nicht gehabt. Aber wenn, dann ging es nicht gut aus, wenn Menschen in meinem Umfeld an Krebs erkrankten. Zum Zeitpunkt der Diagnose kannte ich nur wenige Menschen, die Krebs überlebt hatten. Für mich kam eine Krebsdiagnose immer einem Todesurteil gleich – früher oder später. Krebs bei jungen PatientINNen kannte ich aus meinem Umfeld gar nicht. Natürlich gab es Zeitungsartikel oder Internet-Blogs. Man sah das, las es, war ehrlich betroffen und vergaß das Gelesene wieder.

Die Diagnose hat mich mitten aus einem total funktionierenden Leben gerissen. Die Behandlung hat alles auf den Kopf gestellt.

Und jetzt? Jetzt muss ich mit der Erfahrung und den Folgen der Erkrankung leben. Ein Schritt meiner Aufarbeitung war es, alles niederzuschreiben. Und am Ende hatte ich viel mehr zu sagen als ursprünglich gedacht. Die Intention zu Beginn war nicht, ein Buch zu schreiben. Jetzt ist es doch entstanden. Ich möchte gehört werden, gelesen, verstanden.

Ob es jemals anderen Frauen hilft, die in einer ähnlichen Situation sind? Ich weiß es nicht. Aber es ist eine schöne Vorstellung.

Martina Racz

Wie alles begann

„Was soll da schon sein?"
„Du bist doch viel zu jung."
„Die meisten aller Veränderungen in der Brust sind gutartig."
„Krebs tut nicht weh."
(Krebs-Weisheiten, 2019)

Es war ein heißer Sommer 2019. Ich stand mitten im Leben. In diesem Jahr war ich 40 Jahre alt geworden und hatte leider ein paar Probleme mit dieser Zahl. Fühlte mich viel zu jung, um 40 zu sein. Wann war es passiert, dass ich „alt" geworden war? Mein gefühltes Alter lag eher bei 25 – ich wollte Spaß haben und eigentlich gar nicht erwachsen sein. Natürlich war ich es sowieso – allein meine zwei Kinder erinnerten mich täglich daran. 40 klang trotzdem so ... spießig. Nach endgültigem Sesshaftwerden, nicht mehr viel Veränderung ... alt eben.

Zuerst wollte ich meinen runden Geburtstag überhaupt nicht feiern, und wenn, dann nur mit meiner Familie. Ein großes Fest hätte mir nur noch deutlicher vor Augen geführt, dass ich mich von meiner Jugend verabschieden muss. Das klingt komisch und ein wenig schrullig. Aber es fühlte sich halt so an. Natürlich feierte ich – wie geplant – mit meiner Familie und es war schön und nett. Und urplötzlich hatte ich das ganz dringende Bedürfnis, doch noch ein Fest zu feiern. So alt fühlte sich das nämlich dann gar nicht an. Und deshalb lud ich sehr spontan die besten Freundinnen und Freunde ein. Wir hatten eine wunderschöne Nacht und ich fühlte mich plötzlich wieder wohl. Ich hatte Frieden mit dieser Zahl geschlossen, und ein bisschen wohl auch mit meinem jetzt älteren Ich.

Die Jahre davor hatten – wie bei vielen arbeitenden Müttern und den meisten meiner Freundinnen – aus dem immerwährenden Spagat, eine gute Mutter sein zu wollen und gleichzeitig volle Leistung am Arbeitsplatz zu bringen, bestanden. Ein knappes Jahr zuvor hatte ich meine Arbeitsstunden erhöht – lange hatte ich 32 Stunden gearbeitet, jetzt waren es 36 Wochenstunden. Ich hatte einen tollen Job, der mich allerdings auch ganz schön forderte. Ich erinnere mich, dass ich eigentlich die letzten Jahre permanent gestresst war und immer irgendwie „auf der Durchreise".

Beide Kinder waren in der Volksschule. Die Mädchen waren (und sind) ganz großartige und selbständige Kinder, die mich aber natürlich auf Grund ihres Alters viel brauchten (und ich sie ja auch). Also hetzte ich am Nachmittag von der Arbeit nach Hause, um die Mädchen bei ihren Hausaufgaben zu unterstützen oder sie zu Nachmittagskursen zu fahren. Oder um einfach Qualitätszeit mit ihnen zu verbringen – immerhin wollte ich um jeden Preis vermeiden, dass sie unter meiner Arbeit leiden mussten. War ich auswärts oder länger arbeiten, hatte ich ein schlechtes Gewissen meinen Kindern gegenüber. Oder auch wenn sie einmal nicht in den Kindergarten oder in die Schule wollten. Wenn sie „mehr Mama" gebraucht hätten.

Andererseits hatte ich dieses schlechte Gewissen aber auch in der Arbeit. Ich war nicht ganz in Vollzeit tätig und hatte – denke ich – oft das Gefühl, doppelt so hart arbeiten zu müssen, um mich zu beweisen. Um irgendwie klarzustellen, dass auch eine arbeitende Mutter zuverlässig gute Arbeit machen kann. Dazu kam noch der Gender Gap ... in meiner ganzen Berufslaufbahn war ich meistens in Männerdomänen tätig und musste mich sehr bewähren. Es gelang letztlich immer – aber es dauerte jedes Mal, bis ich ernst genommen wurde. Obendrein noch „klassische" Themen, mit denen ich mich unter Druck setzte: Frau soll heutzutage ja eine gute Mutter, gute Partnerin, Managerin, mit einer Top-Figur gesegnet und immer in ihrer Mitte ruhend sein. Sie soll Meditation, sportliche Höchstleistungen, grandiose Koch- und Backwerke, makellos erzogene Kinder, ein blitzblankes Haus und ein Topgehalt in einem hinkriegen. Lächelnd natürlich. Geschafft hatte ich das alles nur mittelmäßig, vor allem beim Punkt „in sich ruhend" war ich gnadenlos gescheitert. Heute wundere ich mich auch nicht mehr darüber. Das Pensum war einfach viel zu hoch. Fairerweise muss ich dazu sagen, dass es nicht ausschließlich von außen an mich herangetragene Anforderungen waren, die mich ins Straucheln brachten, sondern oft mein eigener Perfektionismus.

Im Frühsommer 2019 waren wir mit einer großen Gruppe von Freunden bei einem Sportturnier, das wir jedes Jahr besuchen. Das Turnier ist weniger sportlich wichtig, aber es ist ein Wochenende mit Freunden, die wir schon viele Jahre kennen. Ich erinnere mich so gut. Ich hatte dieses Wochenende in vollen Zügen genossen – so sehr, wie ich eigentlich selten etwas genießen konnte. Wir waren ohne Kinder unterwegs, was wir sehr selten sind, weil wir an sich ja gerne Zeit mit den Mädchen verbringen. Dieses Turnier ist eben das eine kinderlose Wochenende im

Jahr. Nach dem Stress der vorangegangenen Wochen hatte ich mich wahnsinnig darauf gefreut, obwohl ich eigentlich dauermüde war. Und trotzdem hatte ich dort die halbe Nacht getanzt. Hatte mich selten so lebendig gefühlt wie an diesem Wochenende. Ich war nicht müde, gefühlt hätte ich ein Jahr weitertanzen, -lachen und -reden können.

Zu diesem Zeitpunkt hatte die Katastrophe schon längst ihren Anfang genommen und ich hatte davon nichts bemerkt. Ich ahnte nicht, was sich in meinem Körper abspielte.

Mitte August 2019 wollten wir gemeinsam mit den Kindern in Urlaub fahren. Erstmals sollte es eine Flugreise werden. In den Jahren davor waren wir immer nur mit dem Auto unterwegs gewesen. Ist ja auch unkomplizierter mit kleineren Kindern und unkompliziert kam uns sehr gelegen. Dänemark sollte es dieses Mal werden. Zuerst hatten wir für ein paar Tage ein Ferienhaus an der Ostsee und ein Mietauto gebucht, als Abschluss waren zwei Tage Kopenhagen geplant. Wir hatten viel Zeit für die Planung verwendet, recherchiert, welche tollen Ausflüge wir vor Ort machen könnten. Wir wussten GENAU Bescheid: wie warm das Meer in Dänemark voraussichtlich sein würde, wo man gut essen gehen kann ... Die Kinder waren total aufgeregt. Sie freuten sich auf den Urlaub, auf die Erlebnisse und natürlich auf Mama-Papa-Zeit in einem fremden Land. Und auf das Flugzeug. Und das Fliegen an sich.

Als Erstes war da ein leichtes Ziehen. Von der Brustwarze nach oben bis zum Hals. Es war schon einige Monate vor der endgültigen Diagnose da. Es kam, blieb ein paar Tage und ging wieder. Nie waren es starke Schmerzen, nur ein seltsames Gefühl, das vorher nie da gewesen war. Leider war es aber auch nicht stark genug, um sofort zum Arzt zu gehen. Erst im Juli fragte ich dann meine Hausärztin, was denn das sein könnte – aber auch eher beiläufig, bei einer anderen Untersuchung. Ernsthaft Sorgen machte ich mir nicht, dachte, dass es hormonelle Schwankungen seien. Die Ärztin war sich unsicher und obwohl sie auch an eine harmlose Ursache glaubte, überwies sie mich zu einem Radiologen, damit der – sicherheitshalber – eine Sonografie der Brust machen konnte. Ich bin ihr heute so dankbar für ihre Vorsicht!

„Hast du den Knoten getastet?"
„Hast du gespürt, dass du Krebs hast?"

Solche Fragen werden mir oft gestellt. Tatsache ist, dass ich keine Ahnung hatte. Ich habe – entgegen allen Empfehlungen – meine Brüste nicht regelmäßig selbst abgetastet. Meine Brust war immer schon recht groß und mein früherer Gynäkologe hat immer gemeint, Abtasten würde da sowieso nicht viel bringen, einen eventuellen Knoten könne man bei großer Brust mit dichtem Gewebe nicht fühlen. Ich habe ihm einfach geglaubt. Bei den jährlichen Vorsorgeuntersuchungen bei meinem jetzigen Gynäkologen wurde ich natürlich abgetastet – im November, wenige Monate zuvor, konnte er noch nichts fühlen. Bei der Diagnose war der Knoten allerdings deutlich spürbar – hätte ich mich regelmäßig abgetastet, hätte ich also möglicherweise schon bemerkt, dass da etwas nicht stimmt.

So war da nur dieses diffuse Ziehen, das mich nicht schlimm beunruhigt hatte. Wie gesagt glaubte ich eher an ein hormonelles Ungleichgewicht oder Ähnliches. „Krebs macht keine Schmerzen" – das hört man häufig und das wird auch oft von ÄrztINNen so kommuniziert. Genauso wie: „Krebs bekommen vor allem ältere Frauen, junge Frauen sind fast nie betroffen." Wie ich jetzt weiß, sind das *urban legends*, aber letztes Jahr wiegte ich mich auf Grund dieses Halbwissens in Sicherheit. Einmal hatte ich den Gedanken „Hoffentlich kein Krebs" – doch den verdrängte ich recht rasch wieder. Das ging im Alltag leicht, genauso wie ich das Ziehen verdrängte, das kam und ging.

In der Rückschau hatte ich ansonsten keine Symptome, außer einer unglaublichen Erschöpfung: Ich war so unfassbar müde. Oft stand ich morgens auf und hätte eigentlich eine halbe Stunde später schon wieder schlafen können. Ich konnte mich zu wenigen Aktivitäten aufraffen, die über Arbeit und Alltag hinausgingen. Oft sagte ich Treffen mit Freundinnen oder private Abendtermine ab, weil ich einfach nur noch auf die Couch wollte. An Wochenenden war mir wichtig, bloß nicht zu viel einzuplanen, um noch „Luft" zu haben, um einfach „nichts" zu tun. Ich maß dem allen jedoch keine größere Bedeutung bei. Immerhin war mir bewusst, dass die Belastung durch Arbeit, zu wenig Urlaub, den Stress mit zwei Volksschulkindern und Haus und Garten nicht so gering war. Dass es Krebs sein könnte, hatte ich nie ernsthaft gedacht.

31. Juli 2019. Termin beim Radiologen. Ich war recht sicher, dass dabei nichts Schlimmes herauskommen würde – „Entzündung", dachte ich mir, „oder etwas Ähnliches" –, daher war ich nicht sehr aufgeregt vor diesem Termin. Ich wollte ihn nur abhaken, eigentlich war ich genervt über den zusätzlichen Zeitaufwand, weil ich noch so viel Arbeit vor unserem geplanten Urlaub zwei Wochen später hatte.

In der Radiologiepraxis wurde mir dann gleich bei der Anmeldung nahegelegt, eine Mammografie mitzumachen. Immerhin sei ich 40 Jahre alt, da sei das sinnvoll. Dem stimmte ich zu, es war mir in dem Moment einfach egal. Ich fand mich mit 40 Jahren zwar noch etwas jung für das komplette Screening, aber wenn ich schon da war ... Ich dachte immer noch, dass ich gleich nach der Untersuchung Entwarnung bekommen würde und dann diese Abklärung einfach hinter mir hätte. Die Röntgenassistentin war sehr nett. Eine Mammografie ist grundsätzlich nicht besonders angenehm. Dabei wird die Brust zwischen zwei Platten geschoben und ziemlich gequetscht, damit sie geröntgt werden kann. Das schmerzt manchmal, außerdem steht man meist in völlig unbequemer Position vor dem Gerät. Aber es dauerte nur wenige Sekunden und war definitiv auszuhalten.

Nach der Mammografie saß ich eine Weile im Wartezimmer und wurde dann gebeten, im Ultraschallraum auf den Radiologen zu warten. Es war seltsam, denn ich musste ziemlich lange warten. Ich fand es unangenehm, so lange unbekleidet auf der Liege zu liegen. Es war zwar unfassbar heiß an diesem Julitag, trotzdem mochte ich es nicht. Nach einer gefühlten Ewigkeit betrat der Radiologe den Untersuchungsraum, begrüßte mich kurz und war recht schnell sehr deutlich: „Frau Racz, ich habe auf den Bildern der Mammografie etwas in Ihrer linken Brust gesehen. Ich schaue mir das im Ultraschall noch einmal an, aber das sieht nicht gut aus."

Da waren sie, die Worte, die mein Leben veränderten. In dem Moment konnte ich gar nicht richtig erfassen, was der Arzt damit meinte. Er erklärte es mir aber sofort, noch während er mit dem Ultraschallkopf beschäftigt war.
„Ich sehe einen Knoten. Ich bin ziemlich sicher, dass er bösartig ist, auf den Bildern ist das gut erkennbar."
Ich war fassungslos. **Bösartig? Knoten? Ich?** Es hat doch nur ein wenig gezogen.

Der Radiologe sagte mir auch, dass der Knoten noch klein sei, ungefähr einen Zentimeter groß, und dass er davon ausgehe, dass er gut behandelbar sei.
„Was meinen Sie mit gut behandelbar?"
„Ich gehe davon aus, dass er herausoperiert wird, eventuell braucht es noch eine Bestrahlung hinterher."
„Aber keine Chemotherapie oder so etwas in der Art?", fragte ich ihn.
Das war meine größte Sorge. Eine Operation würde ich schaffen, das klang nicht so nach Krebs.
Der Arzt war sich ziemlich sicher, dass das nicht notwendig sein

würde. Dass es eher ein harmloser Tumor war, wenn auch definitiv bösartig. Danach empfahl er mir, mich schnellstmöglich an das Brustzentrum in unserer Stadt zu wenden, den schriftlichen Befund könne ich am nächsten Tag vormittags abholen. Er war wirklich sehr nett und einfühlsam, der Radiologe, ich habe mich bei ihm gut aufgehoben gefühlt. Heute frage ich mich zuweilen, ob er wirklich gedacht hat, dass es ein „harmloser" Tumor ist, oder ob er mir einfach nicht die ganze Wahrheit zumuten wollte. Solcher Art sind die Fragen, die mich manchmal in schlaflosen Nächten begleiten. Ich habe öfter einmal darüber nachgedacht, ihn nochmals zu kontaktieren und genau das zu fragen, habe es aber verworfen. Es würde mir gar nichts nützen, die Antwort darauf zu erfahren.

Tumor. Krebs. Bösartig. Bestrahlung.
Tumor. Krebs. Bösartig. Bestrahlung. Operation.

Die Worte in meinem Kopf waren so laut, sie schrien mich richtig an. Ich war überfordert – von den Worten, von deren Lautstärke und vor allem von dem, was das alles zu bedeuten hatte.

Ich verließ die Praxis und ging zu meinem Auto. Ich sollte ja wieder zur Arbeit fahren, so war es geplant gewesen. Nur kurz diesen lästigen Termin hinter mich bringen ... **Was sollte ich jetzt tun?** Ich musste es doch meinem Mann sagen. Wem sollte ich das noch sagen? Was war mit meinen Kindern? Wie sollte ich an einen Termin im Brustzentrum kommen? Was sollte ich jetzt tun? Ich saß im Auto und wurde von Gedanken überrollt.

Ich glaube, ich saß 15 Minuten dort und wusste nicht, was jetzt die richtigen nächsten Schritte sein würden.

Dann rief ich meine Schwester an. Sie arbeitet im hiesigen Krankenhaus, dort ist auch das nächste Brustzentrum angesiedelt und es erschien mir eine gute Idee, sie zu bitten, für mich einen Termin zu vereinbaren. In diesem Moment wusste ich nicht, was ich ihr mit dieser einen winzigen Entscheidung aufgeladen habe: etwas, das sie wahrscheinlich lieber nicht hätte wissen wollen. Eine Verantwortung für mich, ihre krebskranke Schwester, die in vielen Momenten sicher wahnsinnig schwer zu tragen war. Ich weiß so sehr zu schätzen, was sie für mich getan hat, bin aber nicht sicher, ob ich mich noch einmal so entscheiden würde. Ob ich das einem Menschen, den ich lieb habe, noch einmal in der Form zumuten würde. Ich rief also meine Schwester an. Bis zu diesem Zeitpunkt war ich halbwegs gefasst. Doch als sie abhob, konnte ich einige Zeit gar nicht wirklich sprechen, weil mich die Gefühle plötzlich übermannten. Ich weinte und ich schluchzte und man konnte wahrscheinlich schwer verstehen, was ich da erzählte. Was gerade passiert war. Was *mir* passiert war. Ich bat sie darum, einen Termin für mich zu vereinbaren. Für meine Schwester muss es ein unglaublicher Schock gewesen zu sein, mich so zu hören. Sie versuchte mich zu beruhigen, man könne noch gar nicht sagen, ob es wirklich Krebs sei. Sie versprach mir, sich schnell um einen Termin zu kümmern und sich dann wieder zu melden.

Danach rief ich meinen Mann an. Dieses Gespräch war unangenehm. Mein Mann hatte drei Jahre zuvor seine Mutter verloren; sie starb an Krebs. Ich hatte Angst davor, ihm zu sagen, dass ich jetzt möglicherweise auch Krebs haben könnte. Ich erzählte, was passiert war, beschwichtigte aber gleichzeitig. So wie meine Schwester mich beruhigen wollte, versuchte ich das jetzt bei ihm. Mit wenig Erfolg. Natürlich war er geschockt und in Sorge. So eine Nachricht am Telefon hingeknallt zu bekommen, ist Wahnsinn. Aber es wäre mir auch falsch erschienen, bis zum Abend zu warten.

Nach dem Telefonat fuhr ich zur Arbeit. Ich weiß nicht, warum ich das tat. Ich hätte auch heimfahren können. Aber ich wollte die Normalität aufrechterhalten. Es war ein wenig Vogel-Strauß-Taktik, denke ich im Nachhinein. Wenn ich so tue, als wäre es nicht passiert, dann ist es auch nicht wahr. Es kostete sehr viel Energie, mir den KollegINNen gegenüber nichts anmerken zu lassen. Aber ich wollte noch nichts erzählen. Ich konnte und wollte mich nicht öffnen, solange noch nicht geklärt war, worum es sich wirklich handelte und wie es weitergehen würde.

Besonders produktiv war ich an diesem Tag nicht mehr. Die Gedanken fuhren Achterbahn:
Habe ich Krebs?
Wenn ich Krebs habe, was heißt das für mich?
Was ist mit unserem Urlaub?
Muss ich aufhören zu arbeiten?

Zu diesem Zeitpunkt dachte ich noch, dass es sich um eine leicht behandelbare und heilbare Variante handelte. Liest man ja so oft: „Brustkrebs ist heutzutage gut heilbar", ganz so wie der Radiologe gesagt hatte. An Sterben dachte ich zu diesem Zeitpunkt tatsächlich noch nicht. Ich hatte Glück. Gleich am nächsten Tag bekam ich einen Termin im Brustkompetenzzentrum. Meine Schwester bot mir an, mich zu begleiten, und ich war ihr wahnsinnig dankbar dafür, dass ich diesen Weg nicht allein gehen musste. Aber auch hier denke ich heute differenzierter. Es muss ihr schwergefallen sein. Sie war in dieser ganzen Zeit so tapfer und stark – für mich.

Den Termin hatte ich bei Dr. F. Er war Leiter der Brustambulanz und ein erfahrener Chirurg. Er war von Beginn an sehr nett, immer mit einem Späßchen auf den Lippen. Dr. F. tastete zuerst die betroffene Brust ab und markierte den Knoten, den er sofort gefühlt hatte, mit einem grünen Edding-Stift. Dieses grüne Kreuz auf meiner Brust habe ich heute noch vor Augen, so sehr hat es sich eingebrannt. Der Arzt sagte mir, was auch der Radiologe schon prophezeit hatte, dass ich nämlich im Brustkompetenzzentrum noch einmal eine Sonografie machen lassen musste. Außerdem sollte gleich eine Stanzbiopsie vom Knoten gemacht werden. Ultraschall verstand ich ja noch, aber Stanzbiopsie? Ich hatte tatsächlich vorher noch nie etwas davon gehört.[1]

---

1 *Bei einer Stanzbiopsie wird unter örtlicher Betäubung eine dicke Nadel ins Tumorgewebe geschoben. Mit einem lauten Knall wird dann Tumormaterial herausgestanzt – meist einige Male, damit die Probe aus unterschiedlichen Stellen kommt. Das entnommene Gewebe wird*

Zwei Radiologen nahmen diesen Eingriff bei mir vor; ich wurde gut aufgeklärt, über eventuelle Schmerzen und auch über das zu erwartende, knallende Geräusch. Eine Schwester fragte mich, ob sie meine Hand halten solle. Diese Frage irritierte mich, denn bisher hatte ich keine Angst gehabt. Jetzt hatte ich sie. Aber es war sehr nett von ihr, das anzubieten. Die Betäubung wirkte gut, die dicke Nadel verursachte keine Schmerzen. Auch das Geräusch war auszuhalten – ähnlich wie beim Ohrloch-Schießen vielleicht.

Nach der Biopsie erklärte mir der Radiologe noch, dass er den Tumor jetzt geclipt habe.
„Was heißt das?", wollte ich wissen.
„Wir markieren das Tumorgebiet mit einem dünnen Draht. Wenn der Tumor unter der Chemotherapie verschwindet, stellen wir so sicher, dass wir das Gebiet trotzdem wiederfinden."
„Chemotherapie?" Ich war geschockt. Man hatte mir doch gesagt, dass ich keine Chemotherapie brauchen würde. Sofort fragte ich nach.
Der Arzt ruderte zurück. „Nur für den Fall, dass doch eine Chemotherapie gemacht wird", meinte er.
Heute weiß ich, dass erfahrene Radiologen schon am Material, das aus dem Tumor gestanzt wird, sehr gut erkennen, um welche Art Tumor es sich handelt bzw. ob ein Knoten gut- oder bösartig ist.

---

dann pathologisch untersucht. So kann festgestellt werden, ob es sich um harmloses, gutartiges oder auch bösartiges Tumorgewebe handelt. Und noch viel mehr: Der Pathologe untersucht auch, um welche Art von Brustkrebs es sich handelt.

Ich glaube, der Radiologe war sich nach der Biopsie schon recht sicher, wie der Behandlungsverlauf aussehen würde, wollte aber nicht vorgreifen, solange die Pathologie nicht abgeschlossen war. Ich war total verunsichert und erzählte meiner Schwester von dieser Aussage. Wir waren uns einig, dass das nur „zur Sicherheit" gemacht worden war. Aber der Zweifel war gesät. Ab diesem Zeitpunkt war ich nicht mehr sicher, woran ich war und ob der Tumor harmlos war.

Zwei bis drei Tage sollte es dauern, bis ich die Ergebnisse der Biopsie bekommen würde, erklärte mir Dr. F. Diese Tage habe ich wie in Trance verbracht. Die Erinnerung daran ist schwammig. Ich war gefangen zwischen der Hoffnung, dass alles ein riesengroßer Irrtum war, und dem Gefühl, dass diese Hoffnung sinnlos war. Und dabei tat ich immer so, als wäre alles in bester Ordnung. Noch immer wollte ich möglichst wenigen Menschen davon erzählen – ich wollte nicht, dass sich zu viele Freunde und Familienmitglieder Sorgen machten, wenn vielleicht doch alles falscher Alarm war. Am schwersten fiel mir das Schweigen gegenüber meinen Kindern. Ich bin sicher, sie haben gespürt, welche Stürme in mir getobt haben, und wussten nicht, was los ist. Immer wenn ich sie ansah, hätte ich weinen können. Und doch: Bevor wir wussten, wie es weitergehen würde, wollten wir sie nicht damit belasten.

So war ich gerade mit den beiden Mädchen am Spielplatz, als mein Telefon klingelte und Dr. F. am Apparat war. „Frau R., leider ist es so, wie wir uns schon gedacht haben. Der Tumor ist bösartig." Ganz wie es seine Art ist, sagte er mir das nüchtern und direkt, ohne Beschönigungen oder Ausführungen. Eine große Überraschung war es nicht. Nachdem er und auch zwei Radiologen schon vorab dieses Ergebnis erwartet hatten, hatte ich realistischerweise nur wenig Rest-Hoffnung, dass der Knoten doch gutartig sein könnte. „Leider haben wir die genaue Tumorbiologie noch nicht. Am besten machen wir einen Termin nächste Woche, wenn wir das alles genau wissen." Nun war es also so weit. **Bösartig. Am Spielplatz. Am Telefon.**

Nach diesen Worten bekam ich es zum ersten Mal mit meinem Kopfkino zu tun, das mir später ein so treuer, ungeliebter Begleiter werden würde. Ich hatte nicht gewusst, dass ich an diesem Tag noch nicht die Ergebnisse der Tumorbiologie bekommen würde. Naiv, wie ich war, dachte ich, so eine pathologische Untersuchung gehe schnell. Also überlegte ich hin und her, was es bedeuten mochte, dass es nun doch so viel länger dauerte als ursprünglich angenommen. Hieß das, dass alles noch viel schlimmer war als befürchtet? Oder war das ganz normal? Diese Gedankenspiralen sollten mich ab nun begleiten. Bis heute bin ich sie nicht mehr wirklich losgeworden.

In den folgenden Tagen tat ich genau das, was man nie tun sollte. Jeder weiß es und jeder tut es trotzdem: Ich suchte im Internet. Ich googelte. Ich las in Brustkrebs-Foren, in Blogs. Das war in dieser Situation fatal. Einerseits fing ich an, mir mehr Wissen anzueignen, andererseits kippte ich total in das Thema hinein. Ich las von Frauen, die schnell nach der Diagnose verstorben waren, ohne dass ich ihre Krankheitsgeschichte einordnen hätte können; ich las aber auch von Frauen, die operiert worden waren ... und dann war alles gut – ganz so wie es der erste Radiologe prophezeit hatte. Bis zum Termin im Brustkompetenzzentrum war ich schon halbwegs informiert – und ein Nervenbündel. Ich wusste, dass es gut ist, wenn ein Tumor viele Rezeptoren[2] hat, weil dann viele Behandlungsmöglichkeiten da sind. Also hoffte ich auf viele Rezeptoren.

Meine Schwester war seit der ersten Sekunde in alles eingebunden. Ich habe aber zwei Schwestern. Die große Schwester war noch nicht informiert – zum Zeitpunkt meiner Diagnose war sie auf Urlaub gewesen. Wir sind drei. Als wir Kinder waren, hieß es oft „Jetzt kommt das Dreimäderlhaus!“ Ich habe das nicht sehr gemocht. Als wenn wir einzeln gar nicht gesehen wurden. Meine älteste Schwester ist acht Jahre älter als ich. Von meiner mittleren Schwester trennen mich gute drei Jahre – ich bin die Jüngste. Als Kinder verstanden wir uns nicht überragend gut. Zu meiner großen Schwester hatte ich gar nicht so viel Bezug, der Altersabstand war einfach zu groß. Mit der mittleren Schwester spielte ich oft, allerdings stritt ich auch häufig mit ihr. Wir waren und sind vom Typ her recht unterschiedlich, was zwangsläufig zu Reibereien führte. Natürlich mochten wir uns trotzdem, vor allem konnten wir uns hervorragend gegen unsere

---

2 *Rezeptoren sind Biomarker des Tumors, die in der Pathologie festgestellt werden. Durch sie lassen sich die Bösartigkeit, aber auch die Behandlungsmöglichkeiten und letztlich die Prognose ermitteln.*

Eltern verbünden, wie es sich unter Geschwistern gehört. Trotzdem krachte es oft ganz ordentlich zwischen uns. Erst später, als wir alle ausgezogen waren, wurde unsere Beziehung innig und meine Schwestern wurden zu meinen Vertrauten. Auch wenn wir unsere Probleme und Konflikte miteinander haben: Wenn es darauf ankommt, sind wir bisher IMMER füreinander da gewesen. Umso mehr tat es mir weh, dass ich so ein Riesengeheimnis vor ihr hatte. Dass sie ihren Urlaub genoss und hier die Katastrophe ihren Lauf nahm. Ich wusste nicht, was richtig ist. Sollte ich ihr die Nachricht schreiben? Das hätte ich nicht übers Herz gebracht. Ich denke, für sie wäre das furchtbar gewesen. Also sagte ich nichts und fühlte mich hundeelend dabei. Als sie wieder zuhause war, konnte ich ihr die Nachricht gar nicht selbst überbringen. Ich hatte das Gefühl, ich würde in Tränen ausbrechen und nie mehr aufhören können zu weinen. Also bat ich meine andere Schwester, sie zu informieren. Noch am Abend ihrer Rückkehr bekam ich von der Ältesten eine SMS, die mir viel bedeutete und mich sehr stärkte. Ab jetzt hatte ich eine Verbündete mehr.

Klarheit! Die Diagnose

„Da kannst du aber froh sein, dass du nur Brustkrebs hast."
„Ach, Krebs? Meine Tante hatte das auch. Die ist aber leider gestorben."
„Brustkrebs? Ach, heutzutage schon SO gut heilbar."
(Krebs-Weisheiten, 2019)

Mittwoch, der 1. August. Heute hatte ich das vereinbarte Befundgespräch. Von den Tagen davor weiß ich ehrlich gesagt nicht mehr sehr viel. Die rasten an mir vorbei, waren trotzdem endlos lang. Ich schlief nachts wahnsinnig schlecht oder fast gar nicht und ich konnte kaum etwas essen. Es ging mir nicht gut. Und ich hatte Angst, dass das niemals mehr anders werden würde. Ich weinte viel, vor allem auch bei den Gesprächen, versuchte dann wieder, stark zu sein. Es war schwer.

Meine Schwester begleitete mich wieder zum Arzttermin. Davor – schon im Krankenhaus – hatte ich eine Begegnung, die mir bis heute tief in den Knochen sitzt. Noch immer hatte ich kaum jemandem etwas erzählt. Mein Mann wusste Bescheid, außerdem meine Schwestern. Sonst nur eine sehr gute Freundin. Besonders meine Eltern wollte ich aus der Sache heraushalten. Wir haben ein sehr gutes Verhältnis, es war vor allem in den letzten Jahren liebevoll und von gegenseitiger Unterstützung geprägt. Wenn ich Hilfe gebraucht habe, waren meine Eltern da. Ich hoffe, dass ich das umgekehrt annähernd so hingebracht habe, wobei ich bestimmt in diesem Leben nicht mehr ausgleichen kann, was meine Eltern für mich getan haben. Beide hatten gesundheitlich auch schwere Jahre hinter sich. Meine Mama hatte ebenfalls eine Krebserkrankung gehabt, die hartnäckig einige Male wiederkam. Derzeit geht es ihr gut – aber auch sie hat ihre eigene „Krebsgeschichte". Auch mein Papa ist vorbelastet– er leidet an Diabetes und hatte letztes Jahr eine schwere Operation. Ich wusste, sie würden sich wahnsinnig sorgen, wenn ich ihnen von meinem Krebsverdacht erzählte. Das wollte ich hinauszögern, solange es ging – bis es unvermeidlich war.

Doch was für ein blöder Zufall! Genau an diesem 1. August hatte auch mein Vater einen Kontrolltermin im Krankenhaus. Dieses Krankenhaus ist RIESIG – es hat über 1200 Betten. Wie wahrscheinlich ist es, dass wir uns da über den Weg laufen? Noch dazu, wo wir in ganz unterschiedliche Stationen müssen. Ich traf meine Mama direkt am Gang, auf dem Weg zur Ambulanz. Ich überlegte spontan, mir eine Ausrede einfallen zu lassen, irgendetwas Harmloses. Aber das gelang mir auf die Schnelle nicht; vor allem sah sie schon an meinem Gesicht, dass etwas nicht stimmte. So ein Mütterding ist das, denke ich.

„Was machst DU denn hier?", fragte Mama. Und da war es mit meiner Fassung und dem Pokerface schon vorbei. „Ich habe einen Knoten in der Brust und er ist bösartig", brach es aus mir heraus. Und die Tränen kamen gleich mit. So hatte ich mir das nicht vorgestellt. Eigentlich wollte ich selbst erst hören, womit ich es zu tun habe, und es danach meinen Eltern beibringen – schonend nach Möglichkeit. Das hatte ja hervorragend – nicht – geklappt! Ich stand auf dem Gang dieses riesigen Gebäudes, so viele Menschen um mich herum, und weinte bei meiner Mama wie ein kleines Kind. Mit meinen 40 Jahren. Ich glaube, es war ein unfassbarer Schock für meine Mutter (wir haben über diese Situation nie wieder gesprochen), aber sie nahm mich fest in den Arm und sprach mir Mut zu. Das tat so gut. Ich versprach ihr, mich später zu melden, wenn ich mehr wüsste.

Ich holte meine Schwester ab und wir machten uns auf den Weg zur Ambulanz. Es dauerte ein wenig, bis wir an der Reihe waren. Die Atmosphäre im Wartezimmer war eigenartig. Ich fragte mich bei jeder Frau, die dort wartete, ob sie auch betroffen sei. Alle Anwesenden waren VIEL älter als ich. Ich wusste nicht wirklich, was ich reden sollte. Small Talk mit meiner Schwester war irgendwie unpassend. Sie bemühte sich nach Kräften, mich abzulenken, und erzählte Geschichten aus der Arbeit und von ihren Kindern. Ich glaube, sie versuchte auch, sich selbst abzulenken. Dann riefen mich Dr. F. und die anwesende Breast Care Nurse[3] auf. Wir gingen in das Sprechzimmer und ich versuchte, in den Gesichtern der Anwesenden zu lesen – erfolglos. In Sachen Pokerface waren sie wohl wesentlich besser als ich.

---

3 *Breast Care Nurses sind Pflegekräfte, die speziell für die Betreuung und Pflege an Brustkrebs erkrankter Menschen ausgebildet sind. Dabei unterstützen und beraten sie im medizinischen, aber auch im persönlichen Bereich.*

„So, Frau Racz, leider haben wir den schlechtestmöglichen Tumor erwischt", begann Dr. F. das Gespräch. Bäm! Wie eine Neonreklame im Kopf war das. Grell und bunt und laut und unmöglich zu ignorieren.

Schlechtestmöglich!

Sofort schossen mir die Tränen in die Augen, ich war wie gelähmt. Ich sah zu meiner Schwester, auch sie kämpfte mit den Tränen. Sie tat mir so leid in dem Moment. In mir ploppte das mühsam angelesene Wissen über die Rezeptoren auf.

Bitte, bitte. Einfach Rezeptoren, egal welche!

„Ihr Tumor ist triple-negativ", sagte der Arzt. Das bedeutete, dass an dem entnommenen Tumormaterial keinerlei Rezeptoren saßen, das wusste ich mittlerweile.

Nichts, nada. Keine Immuntherapie, keine Antihormontherapie möglich.

Bevor ich selbst an Krebs erkrankt war, war mir nicht bewusst, dass Brustkrebs so viele Unterformen hat. Da sind hormonempfindliche Tumore, bei denen die Hormone Östrogen und Progesteron das Tumorwachstum anregen. Üblicherweise können diese Tumore im Anschluss an die Akutbehandlung mit einer Antihormontherapie über einige Jahre gut in Schach gehalten werden. Und dann gibt es da noch den HER2. Das klingt ein wenig technisch, ist aber wichtig, um meine Verzweiflung zu verstehen. Ich versuche, es zusammenzufassen: HER2 ist ein Protein, das das Wachstum der Zellen kontrolliert. Tumore, die eine hohe Anzahl an HER2-Rezeptoren haben, wachsen zwar schnell und sind aggressiv, können aber zusätzlich zur Chemotherapie mit einer Anti-HER2-Therapie[4] behandelt werden. Manchmal vermischen sich diese Unterarten auch, es ist also gut möglich, dass Frauen Antihormontherapie und Immuntherapie gleichzeitig bekommen. Die intensive Forschung und genaue Untersuchung der Tumore haben bewirkt, dass Brustkrebs heute sehr zielgerichtet und individuell behandelt werden kann.

Gibt es keinerlei Rezeptoren – also keine Östrogen-, keine Progesteron- und keine HER2-Rezeptoren –, spricht man vom triple-negativen Brustkrebs. Ungefähr 10 bis 15 Prozent aller Betroffenen sind triple-negativ.
Und ich. Ich auch.
„Wir können diesen Krebs ausschließlich mit Chemotherapie behandeln", bestätigte Dr. F., was ich schon wusste. Nach allem, was ich gelesen hatte, hatte ich nur den Wunsch gehabt: bitte nicht triple-negativ. Und jetzt war es doch so gekommen.
Worst Case. Bingo in der Krebs-Lotterie.
Ich hatte Angst und ich war – erstmals – sauer. Nur 12 bis 13 Prozent aller Frauen bekommen Brustkrebs. Junge noch viel seltener. Und von dieser geringen Zahl haben nur 10 bis 15 Prozent triple-negativen Brustkrebs.
Was sollte das? Was hatte ich getan?

4 *Diese Therapie kann sich gezielt auf die Tumorzellen richten, weil sie deren spezifische Oberfläche erkennt.*

Vom Rest des Arztgespräches weiß ich tatsächlich nicht mehr viel, die Neonreklame „schlechtestmöglich" war viel zu dominant. Die Worte zogen an mir vorbei, ich war wie in Trance. Ich kann mich nur noch an den letzten Satz der Breast Care Nurse erinnern: „In einem Jahr ist das Schlimmste überstanden." Ich dachte: **„Na die ist gut. Ein Jahr!"** Zugleich gab sie mir eine Menge Informationsmaterial von der Österreichischen Krebshilfe. Das war zu diesem Zeitpunkt zu viel für mich und alles landete in einer Schublade. Erst viel später habe ich darin geblättert. Ich kann mich heute auch nicht mehr daran erinnern, was wir nach diesem Termin geredet haben, meine Schwester und ich. Der Schock war zu groß.

Am selben Tag feierte mein Schwager seinen Geburtstag. Ich wusste nicht, ob ich hinfahren sollte – aber wenn nicht, hätte ich meinen Kindern einen Grund liefern müssen; sie hatten sich schon so gefreut. Und er hatte es auch nicht verdient, es war ja sein Geburtstag. Aber es war ein Horror-Nachmittag – ich glaube, für alle Anwesenden. Im Nachhinein war es Blödsinn, dass wir dachten, wir könnten das ausblenden. Als ich meine Mama und meine große Schwester traf, war das Erste, was ich sagen konnte: **„Ich will nicht sterben."** Ich hatte solche Angst. Meine große Schwester sagte zu mir: „Du WIRST nicht sterben." Ich weiß nicht, woher sie die Zuversicht nahm, die blieb ihr irgendwie die ganze Zeit. Wir haben nie darüber gesprochen, ich habe mich nie getraut zu fragen.

Hatten meine Schwestern auch Angst?
Angst, dass ich sterben würde?
Angst, ebenfalls die Krebsneigung zu haben?
Haben sie sich überlegt, wie das Leben ohne mich sein würde?
Oder haben sie diese Gedanken verdrängt?

Ich weiß es nicht. Mir gegenüber waren sie durchgehend wahnsinnig stark. Irgendwann, wenn ich mutig genug bin und die Antworten aushalten kann, werde ich ihnen diese Fragen stellen. An diesem Nachmittag war die Stimmung unterirdisch, wir wussten nicht, was wir „Harmloses" reden sollten, und alle versuchten, nicht über das Offensichtliche zu sprechen. Wir fuhren früh nach Hause und ich denke, es war gut so.

Auch mein Mann weinte, als ich ihm vom Arztgespräch erzählte. So viele Tränen.
Wir haben uns vor fast 15 Jahren kennengelernt. Dass wir uns getroffen haben, verdanken wir unserer gemeinsamen Leidenschaft für Basketball. Wir wohnten weit voneinander entfernt und sahen uns zwei bis drei Mal im Jahr, hatten uns aber nicht spezieller wahrgenommen. Jeder von uns war liiert, es war nie Thema, dass aus uns ein Paar werden könnte. Als ich Single geworden war, entwickelten sich nach vielen Gesprächen plötzlich Gefühle zwischen uns. Wir beide wollten das eigentlich nicht – immerhin war er noch in einer funktionierenden Beziehung. Aber die Gefühle überrannten uns beide, ohne dass wir sie hätten beeinflussen können. Es dauerte Jahre, bis aus uns tatsächlich ein Paar wurde. Und auch dann führten wir lange Zeit eine

Fernbeziehung mit über 200 Kilometern zwischen uns. Zusammengezogen sind wir erst, als unser erstes Kind schon über ein halbes Jahr alt war.
Wir machten gemeinsam viel durch, langfristig „leicht“ war es nie für uns beide. Nach der Geburt unserer ersten Tochter erlitt ich drei Fehlgeburten. Es war eine grauenhaft schlimme Zeit für uns beide. Dann die Krebserkrankung meiner Schwiegermutter und ihr Tod – eigentlich waren wir zuvor schon mehrfach gemeinsam durch die Hölle gegangen. Jedes Jahr zu Silvester sagten wir uns: „Aber JETZT wird es ein gutes Jahr. Es MUSS gut werden.“ Mittlerweile haben wir damit aufgehört. Trotzdem können wir nicht immer gut miteinander reden. Mein Mann spricht nicht gern über seine Gefühle, während ich mein Herz oft auf der Zunge trage. In dieser Krebssituation haben wir viel zu wenig miteinander gesprochen. Zum Teil wollten wir uns vielleicht gegenseitig schützen und sagten uns nie die volle Wahrheit. Wir haben unsere Ängste nicht geteilt und jeder hat versucht, irgendwie mit dieser Nachricht klarzukommen. Von der verheerenden Prognose aus dem Internet habe ich ihm – glaube ich – nie erzählt. Trotzdem: Die Nachricht ging ihm durch Mark und Bein. Das sah ich ihm an und das fühlte ich. Ich denke, nicht nur ich hatte in diesen ersten Tagen Todesangst. Und doch versuchten wir beide, stark zu sein. Vor allem meinem Mann gegenüber wollte ich keine Schwäche zeigen. Aber wir versprachen uns, das gemeinsam durchzustehen. Und das Versprechen hielt er auch. In guten wie in schlechten Tagen, so hieß es vor drei Jahren.

Wir ließen das Befundgespräch tausendmal Revue passieren – oft auch mit meiner Schwester, die ja dabei gewesen war. Auch heute denke ich noch oft über den damaligen Gesprächseinstieg nach. Dieser eine Satz des Arztes vom „schlechtestmöglichen Tumor" hat mir von der ersten Sekunde an unglaublich viel Hoffnung genommen. Wir sprachen zwar an diesem Tag nicht über Prognosen (genau genommen auch später nicht; meine Statistiken habe ich von anderer Stelle), aber es war wie ein Schlag. Eine Keule, ungeschönt und ohne Vorbereitung oder Einleitung. Ich wünschte, der Arzt hätte zumindest ein kleines bisschen Zuversicht ausgestrahlt – vielleicht hätte ich ein wenig davon mitnehmen können. Zum Abschluss des Gesprächs sagte Dr. F. zu mir: „Sie müssen positiv denken. Das hat großen Einfluss auf den Erfolg der Behandlung!", aber nach dieser Diagnosekeule fiel mir das schwer. Außerdem fühlte ich mich indirekt unter Druck gesetzt. **Was, wenn ich nicht positiv denken kann? Würde ich dann sterben?**

Ich glaube fest, dass ÄrztINNeN ihren PatientINNen die Wahrheit sagen müssen. Immer und unter allen Umständen. Aber ich glaube auch, dass es viele Wege gibt, diese Wahrheit mitzuteilen. Es gibt ÄrztINNeN, die sehr empathisch sind und mit ihren PatientINNen in der Krise ein Team bilden. Und dann gibt es welche, die einfach die medizinischen Fakten hinknallen – wie man damit zurechtkommt, interessiert nicht mehr wirklich. Ich bin davon überzeugt, dass Gesprächsführung und Empathie Teil der medizinischen Ausbildung sein sollten. Mir hätte das geholfen.

Der weitere Fahrplan war schnell geklärt. In der darauffolgenden Woche sollte ein Staging[5] gemacht werden. Es sollte also nachgesehen werden, ob der Tumor schon gestreut und Metastasen im Körper verursacht hatte. Nochmals ein Schock. Darüber hatte ich bis zu dem Zeitpunkt gar nicht nachgedacht. Die Möglichkeit, dass das Schlimmstmögliche vielleicht schon passiert war, dass es vielleicht schon zu spät für eine kurative Behandlung[6] war, hatte ich davor nie bedacht.

Danach sollte der Port[7] implantiert werden, am selben Tag könne mit der Chemotherapie begonnen werden. Zu Beginn war ich über diese Vorgehensweise total irritiert – ich dachte, dass der Tumor vor der Therapie operativ entfernt würde. Ich wurde jedoch aufgeklärt, dass er durch die Chemotherapie vor der Operation verkleinert werden sollte[8]. In mir sträubte sich alles – ich wollte den Tumor am liebsten nur weghaben, so schnell wie möglich. Nachdem ich aber gelesen hatte, warum diese Form der Chemotherapie von Vorteil war und dass es

---

5 *Ein CT vom Bauchbereich, sowie eine Knochenszintigrafie.*

6 *Behandlung, die zur Heilung führt.*

7 *Ein Port oder auch Portkatheter ist ein dauerhafter Zugang zu den Blutgefäßen. Er soll eine möglichst einfache Gabe der Chemotherapie sicherstellen, ohne dass jedes Mal ein neuer Zugang gelegt werden muss. Meist wird er im Bereich Schlüsselbein bis Schulter oder im Arm implantiert und danach für jede Blutabnahme oder Chemotherapiegabe neu angestochen.*

8 *Neoadjuvante Chemotherapie*

den Leitlinien zur Brustkrebstherapie entsprach, war ich darüber zwar nicht glücklich, verließ mich aber auf das Wissen und die Erfahrung der Ärzte.

Bitte einsteigen! Voruntersuchungen

„Geh doch mal zu Dr. XY. Er kann Krebs mit den Händen heilen."
„Hast du es schon mal mit Homöopathie versucht?"
„Da gibt's so eine ganzheitliche Klinik in Irgendwasdorf. Hätte ICH Krebs, würde ich mich dort behandeln lassen."
(Krebs-Weisheiten, 2019)

Ein paar Tage später war ich also wieder im Krankenhaus. Schon jetzt war ich von den vielen Terminen genervt und wusste gar nicht, wie viele noch folgen würden ... Ich wurde in einem Zimmer aufgenommen, das Staging sollte tagesklinisch erfolgen. Im Zimmer waren schon zwei Frauen. Eine zur Chemotherapie, die andere zur Immuntherapie. Anfangs sprach ich nicht viel. Ich erinnere mich, dass ich mich wie eine heimliche Beobachterin fühlte ... als bei einer Frau der Port angestochen wurde, als die Chemo kam, als ich hörte, was sie mit den ÄrztINNen besprachen ... Für mich war alles so wahnsinnig fremd und diese Frauen gingen ganz „normal" damit um.

Immer noch war ich dünnhäutig und viel zu emotional. Eine der Frauen sprach mich an und fragte, warum ich hier sei. Prompt brach ich wieder in Tränen aus und war gleichzeitig zornig über diese Emotionen, die ich nicht abstellen oder kontrollieren konnte. Beide Frauen waren älter als ich. Und sie waren so lieb zu mir. Sie erzählten mir von ihren Behandlungen und machten mir Mut, dass das alles irgendwie schaffbar sei. Eine erzählte mir, dass sie viele Jahre zuvor schon eine andere Krebsart überlebt hatte und jetzt mit der Brustkrebsbehandlung fast durch war. Die andere hatte die

Akutbehandlung[9] auch schon beendet und war jetzt mitten in der Immuntherapie. Beide gaben mir eine Menge praktischer Tipps und Kraft für die nächsten Tage. Ich fühlte mich seltsam. Ich war jetzt eine von ihnen – und hatte doch keine Ahnung. Ich mochte sie und wollte doch nicht dazugehören. Von diesen zwei Frauen erfuhr ich an einem Tag unglaublich viel, das zu erfahren ich mir von einem Arzt oder einer Schwester gewünscht hätte.

Schon bald wurde ich zur nuklearmedizinischen Abteilung geschickt. Dort erhielt ich intravenös ein Kontrastmittel für das später folgende Knochenszintigramm[10]. Ab jetzt war ich also radioaktiv. Tatsächlich strahlt dieses Kontrastmittel – PatientINNen wird deshalb empfohlen, sich in den Stunden nach Verabreichung von Schwangeren, Stillenden oder Kleinkindern fernzuhalten. Von dort ging es weiter in die Radiologie zum Computertomografen, wo mein Bauch durchleuchtet werden sollte. Es

---

9 *Akutbehandlung ist die erste aktive Krebsbehandlung. Üblicherweise Chemotherapie, Operation, Bestrahlungen (teils in unterschiedlicher Reihenfolge). Dann gibt es noch Anschlussbehandlungen – Antihormontherapie oder Immuntherapie – die erfolgen NACH der Akutbehandlung und sollen das Rückfall- und Metastasierungsrisiko senken. Sie dauern teilweise einige Monate (Immuntherapie) bis viele Jahre (Antihormontherapie).*

10 *Knochenszintigramm ist ein Verfahren, bei dem PatientInnen eine radioaktive Substanz verabreicht wird, dann kann mit einem speziellen Gerät festgestellt werden, ob Knochenmetastasen vorliegen. Es ist viel sensitiver als ein einfaches Röntgen.*

war seltsam in dem Gerät. Zwar nicht mein erstes Mal in einer „Röhre", aber dieses Mal wusste ich ja schon, dass ich schwer krank war. Ich versuchte, die Minuten zu zählen, das klappte aber nicht. Meine Gedanken schweiften ab, immer wieder ...

Als Kind – es muss in der Volksschule gewesen sein – besuchte ich mit meinen Eltern das Musical Cats. Ich war total fasziniert. Diese wahnsinnig tollen Kostüme, die aufwändig geschminkten DarstellerINNEN. Die Musik, die mir durch Mark und Bein ging, und die tollen Tänze ... Schon auf dem Weg aus dem Theatersaal war mir völlig klar: Das möchte ich auch machen! Ich wollte unbedingt Musicaldarstellerin werden, das hatte ich in diesem Augenblick beschlossen! Meine Eltern belächelten mich ein wenig. „Dafür musst du schon als kleines Kind in die Ballettschule gehen." „Dazu singst du nicht gut genug." „Das ist kein Beruf, den eine Normale schafft." Ich wäre nicht ich, wenn ich das Thema nicht immer wieder aufs Tapet gebracht hätte, aber irgendwann akzeptierte ich die traurige Wahrheit: Eine Musicaldarstellerin würde aus mir niemals werden. Es machte mich traurig. Doch eine Lektion hatte ich gelernt: Man kann nicht alles schaffen, egal wie sehr man es sich wünscht. Ich weiß nicht, warum ich ausgerechnet beim CT an dieses Erlebnis dachte.

Heute würde ich mich als positive Realistin bezeichnen. Möglichst auf alles vorbereitet, auch auf den negativsten Ausgang. Und wissend, dass Fleiß und Einsatz eben nicht immer reichen. Das sind Glaubenssätze, die sich wohl schon damals in mir verankert haben. Darum kann ich auch mit den vielen „Du musst positiv denken, dann schaffst du das"-Ratschlägen (und ich habe viele davon bekommen) wenig anfangen. **„Was ist mit den Frauen, die gestorben sind? Haben die nicht positiv genug gedacht?"**, möchte ich da manchmal entgegnen.

Es ist in der Erkrankungsphase nicht möglich, immer nur positiv zu denken. Krebs, auch Brustkrebs, ist eine potenziell lebensverkürzende Krankheit. Es poppen Fragen auf, auf die es keine Antworten gibt. Es stellen sich Herausforderungen, die vor so einer Diagnose gar nicht vorstellbar waren. Natürlich habe ich mein Bestes gegeben. Immer wieder versucht, mich aufzurichten, aber nicht immer ist das gelungen. Manchmal war das Glas nicht nur halbleer, sondern komplett umgefallen und zerbrochen, sämtliches Wasser verschüttet. Dunkle Tage, dunkle Stunden, Monster unter dem sprichwörtlichen Bett. Heute weiß ich, dass solche Phasen kommen und gehen. Indem ich sie annehme, gehen sie schneller wieder weg. Und trotzdem kann ich nicht immer gleich gut damit umgehen, so positiv ich auch zu leben und zu denken versuche. Mir wurde also beim CT, noch während ich an Cats und mein Kind-Ich gedacht hatte, klar: Ich brauche auch eine Menge Glück, um das hier zu schaffen. Nur Kampfgeist und Wille würden mich hier nicht ans Ziel bringen. Und mich auch nicht heilen.

Die Tomografie dauerte etwas mehr als eine halbe Stunde, zwischendrin bekam ich ein anderes Kontrastmittel verabreicht. Uff. Das war sehr eigenartig. Mir wurde zwar davor gesagt, dass ich das Kontrastmittel eventuell spüren könnte, aber damit hatte ich nicht gerechnet: Binnen Sekunden wurde mir brennheiß, ich konnte das Mittel – obwohl in die Vene gespritzt – im Mund spüren und schmecken und vom Kopf bis zum Unterleib zog sich das brennende Gefühl. Zum Glück dauerte das nicht sehr lange. Aus meinen Gesprächen mit anderen Frauen habe ich erfahren, dass es den meisten ähnlich ging. Also wohl normal – wenn auch unerwartet.

Nach kurzer Wartezeit ging es wieder ins Zimmer, bis ich zum Knochenszintigramm geschickt wurde. Auch hier musste ich auf einer Liege Platz nehmen und ein Gerät fuhr vom Kopf bis zu den Zehen auf und ab, um zu sehen, ob bereits Metastasen in den Knochen waren. Das war nicht unangenehm oder schmerzhaft, ich war nur so müde, dass ich fast einschlief. Bei allen Untersuchungen war ich froh, dass ich keine übermäßige Neigung zu Platzangst habe – erst das CT, dann das Szintigramm, bei dem das Gerät nur Zentimeter über dem Gesicht scannt ... Als ich fertig war, wurde ich in den Wartebereich geschickt. Und dann ein Schreck: Ich musste noch einmal aufs Gerät. Sofort bekam ich wieder Angst. Hieß das, man hatte etwas gefunden? Warum wollte man genauer nachsehen? Ich löcherte den anwesenden Arzt, der mich aber beruhigte. Eine Aufnahme war nicht so deutlich gewesen, darum wurde sie wiederholt. Die neuerliche Aufnahme sei kein Hinweis auf Metastasen. Am Zimmer wartete meine Schwester auf mich. Die beiden Frauen waren schon fertig und heimgegangen. Als ich meiner Schwester von meinen Erlebnissen beim Staging erzählte, klopfte es an der Tür. Die Onkologie-Visite kam ins Zimmer. Dr. G. erschien mit einer Schwester und war sichtlich unglücklich über meinen desolaten mentalen Zustand (ich erwähnte ja schon, dass ich in diesen Tagen nah am Wasser gebaut war). Meine Tränen kommentierte sie mit „Oje, was ist denn da los?" Ich denke nicht, dass die Ärztin es böse gemeint hat – sie hatte wohl nicht mit Tränen gerechnet. Das wunderte mich – ich hatte gedacht, dass auf einer Onkologie öfter geweint wird. Dr. G. klärte mich noch einmal über die gemachten Untersuchungen auf und bat uns, am Nachmittag direkt zur Onkologie-Ambulanz zu kommen, weil dann die Staging-Ergebnisse da seien. Und schon war sie wieder weg.

Für den Termin bei der Onkologie mussten wir einmal quer durchs Krankenhaus, mit dem Lift weit nach oben, und betraten zum ersten Mal diese Ambulanz. Wir waren die einzigen Menschen im Wartezimmer mit den gewollt-fröhlichen, bunten Stühlen. Außer uns war niemand da, was die Situation ein wenig gruselig machte. Zum Glück mussten wir nicht lange warten, bis wir von Dr. G. ins Sprechzimmer gerufen wurden. „Es gibt gute Nachrichten, das Knochenszintigramm ist ohne Befund, also keine Knochenmetastasen. Leider haben wir jedoch auf Ihrer Lunge zwei Auffälligkeiten gefunden." *krach*. Zum zweiten Mal brach in mir eine Welt zusammen. Ein Metastasenbefund in dieser Phase, das wusste ich, würde bedeuten, dass Heilung komplett ausgeschlossen wäre. **Palliativ. Sterben.** Hierzu muss ich sagen, dass palliativ nicht zwingend bedeutet, dass man recht schnell versterben wird. Es heißt „nur", dass eine Krankheit nicht mehr ursächlich geheilt werden kann, dass es sich um eine chronische Erkrankung handelt. Am wichtigsten dabei sind die Linderung von Beschwerden und der Erhalt einer möglichst hohen Lebensqualität. Erkrankte mit Metastasenbefund können dank moderner Medizin heute auch viele Jahre überleben. Und trotzdem ist dieser Name „Palliativmedizin" – ganz zu Unrecht – noch immer ziemlich negativ besetzt. Dabei ist die Bedeutung so schön: Es heißt „ummanteln, mit einem Mantel umhüllen".

Die Onkologin relativierte ihre Aussage. Sie gehe zu diesem Zeitpunkt nicht von Metastasen aus. Diese Verdichtungen könnten viele Ursachen haben, zum Beispiel könnten es alte Vernarbungen von einer Bronchitis oder einer verschleppten Lungenentzündung sein. Es sei aber auch auf Grund ihrer Größe (sechs Millimeter) nicht möglich, sie zu biopsieren und genauer zu bestimmen, worum es sich handelt. Es gab schlicht keine andere Möglichkeit als abzuwarten, wie sich diese Auffälligkeiten entwickelten. „Womöglich habe ich jetzt auch noch Lungenkrebs", sagte ich zu meiner Schwester. In diesem Moment erschien mir sogar diese Variante plausibel. „Nein, ganz sicher nicht", meinte die Ärztin – wie froh war ich darüber, dass sie sich zumindest diesbezüglich so sicher war! Die Ungewissheit passte mir gar nicht. Ich konnte mir nicht vorstellen, wie ich es schaffen sollte, monatelang nicht zu wissen, was es mit diesen Herden auf sich hat. Aber es blieb mir nichts anderes übrig als zu warten – auch wenn ich mich auf den Kopf stellte, würde das nichts bringen.

Schon immer habe ich die Dinge gern unter Kontrolle. Zumindest seit ich mich erinnern kann. Ich weiß nicht, wann das begonnen hat. Bin ich schon als Kleinkind so gewesen? Ist so etwas Charaktersache? Oder „lernt" man es irgendwann? Ich weiß, dass ich mich als Kind oft ohnmächtig gefühlt habe. Gegenüber äußeren Einflüssen, gegenüber Erziehungsmaßnahmen, die ich als ungerecht empfand, gegenüber Dingen, die ich nicht beeinflussen konnte. Rührt meine Kontrollsehnsucht daher? Urlaub musste immer genau geplant werden. Auf Prüfungen war ich akribisch vorbereitet. Überraschungen mochte ich noch nie. Die Krebserkrankung war und ist eine Lehrstunde in Sachen Kontrollverlust. Ich hatte keine Kontrolle mehr, nicht über meine Gedanken und nicht über meinen Körper. Auch auf den Behandlungserfolg hatte ich keinen Einfluss. Es gibt PatientINNen, bei denen die Behandlung hervorragend wirkt, es gibt welche, bei denen sie komplett versagt – die Ursachen sind nicht restlos geklärt, liegen aber unter anderem auch in der Tumorbiologie. Ich musste also hoffen und vertrauen – den ÄrztINNen, der Medizin, meinem Körper, den Untersuchungsergebnissen. Etwas, das mir immer schon wahnsinnig schwergefallen war. Und doch hatte ich keine Wahl.

Die Onkologin klärte mich über das geplante Chemotherapie-Schema auf. Auf Grund meines jungen Alters wurde eine dosisdichte Chemotherapie empfohlen. Normalerweise beträgt der Abstand zwischen den einzelnen Gaben drei Wochen, bei mir wurde dieser Zeitraum reduziert. Ich sollte zuerst vier Mal zweiwöchentlich AC erhalten (Adriamycin und Cyclophosphamid), danach vier Mal Docetaxel auch in zweiwöchentlichem Abstand. 16 Wochen also, so war der Plan.

Das **Taxan** wurde erstmals in den 60er Jahren in der Krebsbehandlung verwendet. Ursprünglich wurde es aus der pazifischen Eibe hergestellt, zuerst aus der Rinde. Nur aus der Rinde war es aber nicht möglich, genügend Wirkstoff zu erhalten, in den 90er Jahren gelang es, den giftigen Wirkstoff auch aus der europäischen Eibe zu gewinnen. Mittlerweile wird Taxan aus Zellkulturen der Eibe hergestellt, in großen Mengen. Heute bin ich jedes Mal ein wenig dankbar, wenn ich an einer Eibe vorbeikomme. **Adriamycin** wird chemisch hergestellt und soll direkt die Schädigung der DNA von Tumorzellen bewirken. In vielen Fällen wird stattdessen auch Epirubicin verwendet, das Chemoschema heißt dann EC, ist aber von der Wirkweise her gleich. 2020 kam es zu Lieferengpässen beim Epirubicin, dabei wurden viele Patientinnen auf Doxorubicin oder Adriamycin umgestellt, was keinen Unterschied in der Behandlung macht. Speziell ist diese Substanz vor allem durch die orangerote Farbe. „Aperol kommt!", riefen die Schwestern oft, wenn sie mit dieser Infusion ins Zimmer kamen – und es stimmt, dieses Zytostatikum hat die charakteristische Farbe. Noch heute kann ich keinen Aperol mehr trinken, weil mir recht schnell übel wird, wenn ich diese Farbe sehe. Seltsam, was das Gehirn so alles macht. Die dritte Chemosubstanz war **Cyclophosphamid**, das wird aus einer Stickstoff-Senfgas-Mischung hergestellt. Senfgas ist, wie man weiß, ein chemischer Kampfstoff.

Drei Medikamente sollte ich also verabreicht bekommen, jedes für sich ist hochtoxisch und doch waren alle drei jetzt Verbündete in meinem Kampf gegen den Tumor in der Brust. Noch heute stellt es mir die Haare auf, wenn ich daran denke, welcher Giftcocktail da durch meinen Körper gejagt wurde. Aber ohne dieses Gift würde ich wohl nicht mehr leben. Natürlich wurde ich auch über mögliche Nebenwirkungen aufgeklärt. Die Liste war lang. Haarausfall (die Onkologin schrieb auf das Informationsblatt „100 Prozent" – es war also sehr klar, dass die Haare definitiv ausgehen würden), Herzprobleme, Probleme mit der Schleimhaut. Übelkeit, Durchfall. Veränderung des Blutbildes. Kreislaufprobleme. Schädigung von Organen wie Blase, Leber, Nieren. Und noch sehr viel mehr könnte da passieren. Die Chemotherapie selbst könnte in einigen Jahren durch die Toxizität wiederum anderen Krebs wie Leukämie auslösen. Diese Tatsache war schwer zu verdauen, aber hatte ich eine Wahl? Es würde alles versucht werden, die Nebenwirkungen so gering wie möglich ausfallen zu lassen, die Chemo erträglich zu machen, versicherte mir die Ärztin. „Niemandem muss mehr schlecht sein", sagte sie und erklärte, dass sich die Beimedikation[11] in den letzten Jahrzehnten weiterentwickelt habe. Ich war froh darüber. In meinem Kopf war immer noch das vom Fernsehen inspirierte Bild der sich quasi dauerübergebenden Chemopatienten, die dem Tod näher waren als dem Leben. Ich fragte Dr. G. nach den Erfolgsaussichten. „Die Chancen sind nicht so schlecht", erwiderte sie. Ach. Ich hätte mir so gewünscht, dass sie zuversichtlich ist und diese Zuversicht an mich weitergibt. „Nicht so

11 *Schon vor Infusionsbeginn wird oft hochdosiert Cortison verabreicht, ebenso wie verschiedene Medikamente gegen Übelkeit und zum Schutz vor Chemo-Schäden (z.B. Blasenschutz).*

schlecht" war aber alles, was sie mir geben konnte. Egal, damit musste ich jetzt arbeiten. Im Gespräch mit Ärzten lege ich Worte und Formulierungen oft zu sehr auf die Waagschale. Vielleicht war ihre Intention auch einfach, mir Hoffnung und Mut zu geben – angekommen ist das alles eher mitteloptimistisch bei mir.

Wir verließen die Onkologiestation mit einem neuen Termin. Wie sollte es nun weitergehen? Ich musste die unmittelbare Zukunft irgendwie planen. Noch waren Ferien und die Kinder daheim, aber wie würde es weitergehen? Würde mein Mann die folgenden Monate allein mit der Kinderbetreuung dastehen? Und der Schulbeginn? Würde ich überhaupt dabei sein können? Mit meinem Mann hatte ich besprochen, dass wir den geplanten Urlaub stornieren würden. Die ÄrztINNeN hätten zwar grünes Licht für den Urlaub gegeben – medizinisch hätte wohl nichts dagegen gesprochen –, aber es war mir völlig unmöglich, den Urlaub anzutreten. Ich konnte mir nicht vorstellen, wie ich das Meer und das fremde Land genießen könnte mit dem Wissen, dass ich diesen hoch aggressiven Tumor in mir habe, der jeden Tag weiterwächst und vielleicht in dieser Sekunde nicht wiedergutzumachenden Schaden anrichtet. Es kostete viel Geld, den Urlaub zu canceln. Bei der Buchung hatten wir noch überlegt, ob wir eine Stornoversicherung abschließen sollten. Da hatte ich mir noch gedacht, dass die Kinder doch schon so groß seien, dass es unwahrscheinlich sei, dass jemand kurzfristig krank werden würde. Dass ich es sein würde, die schwer erkrankt, daran hatte ich tatsächlich nie gedacht. Auch eine Lektion: Ich werde nie wieder einen Urlaub ohne entsprechende Stornoversicherung buchen. Wobei wir noch Glück hatten, die Unterkunftgeber in Dänemark konnten unser Haus noch anderweitig vermieten und verrechneten nur eine sehr geringe Stornogebühr.

Damit folgte eine der schwierigsten Situationen meiner Krebsreise. Wir mussten es unseren Kindern sagen. Wie würden sie damit umgehen? Würden sie überhaupt verstehen, was die Diagnose bedeutet? Würde ich ihnen ihre Angst nehmen können? Mein Mann hätte sich vor dem Gespräch am liebsten gedrückt, glaube ich. Aber er hielt tapfer durch, wenn auch ich das meiste vom Gespräch übernommen habe. Die Mädchen hatten natürlich mitbekommen, dass ich in den Tagen davor unnatürlich viele Arzttermine gehabt hatte. Außerdem bin ich überzeugt, dass sie gespürt haben, dass etwas nicht in Ordnung ist. Meine Kinder haben feine Antennen, immer schon gehabt. Wenn mich etwas bedrückt hat, haben sie das meist irgendwie wahrgenommen, oft genug meine Unruhe gespiegelt.

Wir erzählten ihnen also, dass Mama Krebs hat. Ich zeigte ihnen, wo der Tumor sitzt, dass der Tumor ein Knoten ist, der mich krank macht. Die Kleine wollte sehen, ob sie ihn spüren kann, die Große hatte eher Hemmungen. Dass die ÄrztINNeN den Tumor mit starker Medizin bekämpfen werden, erklärte ich ihnen, und dass diese starke Medizin leider auch gesunde Zellen angreifen wird. Dass ich manchmal müde sein werde und dass alles getan wird, um mich wieder gesund zu machen. Meine Kinder waren besorgt, weinten. Sie wollten wissen, ob der „Knubbel" weh tut, und waren sehr erleichtert, dass ich keine

Schmerzen hatte. Unter dem Begriff Chemotherapie konnten sie sich glücklicherweise nicht so viel vorstellen. Die Tatsache, dass ich glatzköpfig werden würde, war schwieriger für sie auszuhalten. Damit kämpften sie die ersten paar Tage ganz enorm. Auch der abgesagte Urlaub tat ihnen – natürlich – enorm weh. Wir hatten uns darauf gefreut, gemeinsam Reiseführer gewälzt, Ausflugsziele akribisch geplant. Dazu das erste Mal in einem Flugzeug zu verreisen – die Vorfreude war riesengroß gewesen. Es tat mir weh, dass ich ihnen diesen Traum zerstört hatte. In Summe stellten sie zu Beginn recht wenige Fragen. Ich hatte Bücher vorbereitet, die Kindern in der Situation helfen sollten, aber wir haben sie eigentlich nie gebraucht. Hin und wieder fragten sie mich, ob ich wieder ganz gesund werde. Meine Antwort darauf war: „Ich hoffe es ganz fest."

Oft wurde ich gefragt, warum ich den Kindern die Wahrheit gesagt habe. So eine Diagnose sei doch für kleine Kinder schwer zu verdauen und die Last für sie zu groß. Ich gestehe hiermit: Ich habe nicht eine Sekunde lang darüber nachgedacht, sie anzulügen. Natürlich habe ich mich gefragt, wie sie das aushalten können. Ihnen die Wahrheit vorzuenthalten war jedoch keine Option. Ich lese und höre von Müttern, die ihren Kindern die Krankheit verschweigen. Ich habe die Geschichte einer Frau gelesen, die sogar nachts beim Schlafen ihre Perücke trug, damit ihr Kind die Krankheit nicht bemerkt. Ich respektiere das – jede Mutter weiß, wie viel sie ihrem Kind zumuten kann. Für uns war unser Weg der richtige.

Ich habe meinen Mädchen – kindgerecht, aber ehrlich – gesagt, was Sache ist. Habe versucht, ihre Fragen zu beantworten und manchmal auch einfach da zu sein und sie zu umarmen, wenn sie traurig oder zornig waren. Und das waren sie. Nicht ständig, aber immer wieder mal. Meine große Tochter fragte mich einige Wochen nach der Diagnose: **„Mama, stirbt man an Brustkrebs?"** Sehr verständlich, diese Frage. Immerhin wusste sie ja, dass auch ihre Oma an Krebs verstorben war, wenn auch an einem anderen. Ich sah in ihre Augen und wusste, ich konnte sie nicht anlügen. „Es gibt Menschen, die sterben auch an diesem Brustkrebs, Maus. Aber ich habe großartige ÄrztINNeN und ich bin stark – gemeinsam werden wir alles dafür tun, dass ich nicht sterbe, sondern wieder gesund werde." Die Antwort reichte ihr zum Glück aus. Sie fragte dann nicht weiter nach.

Unsere „Kleine", die ja auch schon bald in die Schule kommen sollte, ist vom Wesen her viel pragmatischer als die große Schwester. Ich hatte eigentlich gedacht, dass das meiste an ihr eher vorübergeht. Eines Abends – ab der Diagnose habe ich die Kinder täglich ins Bett gebracht und abends gekuschelt und geredet, mit Ausnahme der Tage, an denen ich im Krankenhaus war – brach sie regelrecht zusammen. Sie war völlig verzweifelt, sie fragte immer wieder: „Aber warum DU, Mama? Du hast doch niemandem etwas getan, du bist doch immer lieb." In dem Moment ist auch in mir etwas zerbrochen, das nie mehr ganz zu kitten sein wird. Diesen Bruch werden sie wohl ihr Leben lang mitnehmen. Das Urvertrauen, dass Mama immer für sie da ist, das wurde ihnen genommen. Der Krebs hat es ihnen genommen. Ich konnte nur da sein, mitweinen, umarmen. Mit Liebe überschütten. Und hoffen, dass ich diese Scheißkrankheit überlebe.

Die Kinder haben meine größte Angst gespiegelt: sie nicht groß werden zu sehen. Ich würde auch ohne Kinder unbedingt leben wollen – das Leben ist großartig. Aber sterben und meine Kinder zurücklassen, ohne dass sie alt genug sind, selbst zurechtzukommen, davor hatte und habe ich wirklich Panik. Ich weiß, dass es ihnen nicht schlecht gehen würde. Immerhin sind eine Menge Menschen da, die sie lieb haben und sich sofort kümmern würden, im Fall der Fälle.

Aber:
Niemand liebt meine Kinder so sehr wie ich.
So bedingungslos.
Niemand weiß, dass die eine immer kalte Füße hat beim Schlafen, dass ihr aber eigentlich warm ist.
Niemand weiß, dass die andere immer frech wird, wenn sie Angst hat.
Niemand weiß so genau wie ich, wie sie ihre Nudeln am allerliebsten essen und welche Hosen sie total ungern tragen.
Wenn ich sterbe, dann singt ihnen niemand so schief vor wie ich.
Niemand wird beim Frühstück, wenn die Morgenmuffeligkeit überhandzunehmen droht, zu schlechter Musik im Radio mit Kakao in der Hand tanzen. Und sie damit zum ersten Lächeln des Tages bringen.

Niemand wird sie je so gut kennen wie ich. Mit ihren Eigenheiten und Spleens und ihrer großartigen Einzigartigkeit.

Das ist meine Riesenangst. **UND DIESE ANGST IST GRAUENHAFT, SIE IST EISKALT UND GRAUSAM UND TUT EINFACH NUR WEH.** Diese Gedanken auch nur zu denken, tut unfassbar weh.

Sie waren Weltklasse, meine Kinder. Mit der absoluten Überzeugung einer Mutter kann ich jetzt, über ein Jahr später, sagen, dass die Mädels das tapfer und stark durchgehalten haben. Ja, sie haben einen schweren Stein in ihrem Rucksack, aber ich glaube, sie sind auch gewachsen und gereift durch diese Zeit und ich bin so stolz auf sie – ich kann das hier nicht in Worte fassen. Ihre PädagogINNen und die BetreuerINNEN im Hort waren von Beginn an informiert. Es war mir wichtig, dass sie auch in ihren Lebensbereichen außerhalb unseres Hauses aufgefangen werden könnten, dass jemand da war, mit dem sie bei Bedarf sprechen könnten. Bis heute weiß ich nicht, ob sie das in Anspruch genommen haben.

Heute sind meine Kinder verändert. Während des ganzen Jahres hatten und haben sie noch immer einen erhöhten Bedarf an Körperkontakt, an Sicherheit. Ich habe auch das Gefühl, dass sie Verlustängste haben. Das äußert sich manchmal, wenn ich abends nicht da bin; oder ich mich irgendwo im Haus aufhalte und ihnen vorher nicht Bescheid gegeben habe. Aber ich hoffe, dass die Zeit ihnen wieder ein Stück Vertrauen zurückgibt. Bis dahin wird eben viel mehr gekuschelt. Ich hoffe, dass die Zeit die Wunden in ihren Seelen ein wenig heilen lässt.

Auch an meinem Arbeitsplatz sollte ich Bescheid geben. Ich fand die Situation schwierig. Wir Kolleginnen haben durchwegs ein sehr gutes Verhältnis zueinander, gerade unter den Frauen in meiner Firma herrscht ein großes Zusammengehörigkeitsgefühl. Es fiel mir echt schwer, die Diagnose dort mitzuteilen. Ich überlegte lange, wie ich das tun könnte. Sollte ich nur meinem Chef Bescheid geben? Sollte ich die unschönen Neuigkeiten dem Flurfunk überlassen? Ich entschied mich nach längerem Abwägen für Offenheit. Ich mag die Menschen dort, ich wollte ehrlich sein und sie persönlich informieren. Meine Kolleginnen reagierten wie viele andere auch: ungläubig, geschockt. Trotzdem erfuhr ich von der allerersten Sekunde an große Unterstützung. Auch mein Chef reagierte grandios. Zu ihm hatte ich immer ein gutes Verhältnis, das dennoch von viel Respekt und auch ein wenig Distanz geprägt war. Ein „richtiges" hierarchisches Chef-Mitarbeiterin-Verhältnis eben. Ich hatte Angst, wie er reagieren würde. In unserem Team hatte es in den Jahren zuvor so viele Veränderungen gegeben, gerade waren wir auf einem guten Weg gewesen. Er hatte gerade Urlaub, als er es erfuhr; die schlechten Nachrichten hatten sich zu ihm durchgesprochen. Und er kam während seines Urlaubs in die Firma, um persönlich mit mir sprechen zu können. Das fand ich überwältigend. Wir hatten ein gutes Gespräch, er gab mir viel Mut mit und die Zuversicht, dass ich mir um meinen Arbeitsplatz keine Sorgen machen müsste, obwohl ich zu diesem Zeitpunkt noch überhaupt keine Ahnung hatte, wie es weitergehen, wie lange ich ausfallen würde. Das ist nicht selbstverständlich. Mittlerweile kenne ich Frauen, denen während des Krankenstandes und während der

Krebsbehandlung gekündigt wurde. Und ich weiß um die zusätzlichen Sorgen, die man dann hat: finanzielle, existenzielle. Mein Chef hielt Wort. Während der gesamten Zeit der Akut-Therapie gab man mir an meinem Arbeitsplatz das Gefühl, dass ich vermisst werde, dass an mich gedacht wird, dass ich jederzeit wieder willkommen bin. Was bin ich dankbar dafür!

Diese Phase nach der Diagnose, aber noch vor der Therapie, war eine riesengroße, nie enden wollende emotionale Achterbahn. In manchen Momenten war ich fast sicher, dass ich nur noch wenige Monate leben würde. Ich hatte unfassbare Todesangst, die ich mit Worten kaum beschreiben kann. In anderen Situationen war ich kämpferisch. Immer noch weinte ich zwischendurch viel – als wären da Schleusen geöffnet worden. Ich konnte es oft nicht verhindern, die Tränen bahnten sich einfach einen Weg nach außen. Ich erinnere mich an Situationen, wo ich im Auto saß und daran dachte, wie einfach es jetzt wäre, sich das alles zu ersparen. Eine falsche Lenkbewegung, einmal nicht auf die Bremse getreten ... und es wäre vorbei. Die Angst, die bevorstehende Therapie, der ungewisse Ausgang – das alles würde mir erspart. Es blieb bei dem Gedanken. Heute bin ich sehr froh darüber. Eine sehr liebe Mitpatientin schrieb mir einmal: „Manchmal macht mich das alles so fertig, dass ich mir wünschte, ich wäre aus der Narkose gar nicht aufgewacht." Das klingt schlimm – sie ist auch Mutter – und doch verstehe ich es durch und durch. Wenn man am Ende sowieso stirbt, wäre es dann nicht besser, gleich zu sterben, ohne diese quälende Angst und die vielen unschönen Behandlungen davor? Auch der Gedanke an Flucht schien manchmal sehr verlockend – einfach alles zusammenpacken und irgendwohin, wo es schön ist. Rational war mir natürlich klar, dass ich vor meinen Ängsten und vor allem dem Krebs nicht davonlaufen würde können. Ich schlief schlecht in diesen Tagen. Hin und wieder nahm ich Beruhigungsmittel, wenn es gar nicht mehr ging, damit ich wenigstens zu ein paar Stunden Schlaf kam. Ich konnte kaum essen – irgendwie befand ich mich immer noch in einem Schockzustand. Ein Zustand, der wohl recht „normal" ist, wie ich später gelesen habe. Viele PatientINNen kennen diesen unwirklichen Zustand gleich nach der Diagnose. Besser wird es bei den meisten erst, wenn die Behandlung tatsächlich startet, wenn man aktiv werden kann.

Natürlich informierte ich mich weiter über die Krankheit und ihre Behandlung. Auch heute findet man bei Google folgende Einträge als erste, wenn man nach meiner Krebsart sucht: „Triple negative Mammakarzinome sind eine Hochrisikoerkrankung." „Die Behandlung dieser aggressiven Tumorart ist eher schwierig." „... im Vergleich zu anderen Brustkrebserkrankungen signifikant schlechtere Prognose." Das war und ist niederschmetternd. Vereinzelt fand ich Berichte von Frauen, die überlebt hatten. Die las ich mir durch – wieder und wieder. Nächtelang saß ich im Dunkeln vor meinem Computer, während meine Lieben schliefen und ich so rastlos war. Stundenlang stürzte mich das Lesen von Todesnachrichten und Survival-Posts in ein Auf und Ab zwischen Angst und Hoffnung. Später fand ich in den sozialen Medien Gruppen von Betroffenen. Hier konnte ich sehen, dass viele Frauen den triple-negativen Brustkrebs überleben –

die Mehrheit eigentlich. Hier erfuhr ich auch, dass die Ergebnisse von Suchmaschinen meist veraltet sind. Ich bekam Zugang zu neueren Studienergebnissen. Und nicht zuletzt profitierte ich von den Erfahrungen Betroffener die ganze Zeit über enorm.

Am Wochenende vor meiner ersten Chemotherapie stand ein Familienfest an. Ich habe eine riesige Verwandtschaft mit einem bunten, großen Haufen an Cousinen, Cousins, den jeweiligen Partnern, Onkeln und Tanten, dazu viele Kinder. Wenn bei uns in der Familie gefeiert wird, dann ist das meistens ein großes, lautes Fest mit vielen Besuchern – wir sind einfach so viele und wir mögen Feste. Zwei Tage vor meiner ersten Chemotherapie sollte der Sohn meiner Cousine getauft werden, gleichzeitig wurde auch Geburtstag gefeiert. Lange hatte ich überlegt, ob ich den Besuch der Taufe nicht einfach absagen sollte. Wäre ich in der Lage, zu lächeln und zu quatschen, ohne dass jemand etwas bemerkt? Andererseits hatte ich die Hoffnung, dass die Familie mir guttun würde, dieses Band, das uns alle zusammenhält. Ein paar Stunden „Pause" von den quälenden Gedanken und der Angst vor dem bevorstehenden Krankenhausaufenthalt waren so verlockend. Ich wollte aber meine Erkrankung nicht offiziell machen. Wenn ich meine Krebsdiagnose in der Familie bekannt machen würde, dann wäre die Stimmung beim Fest im Eimer. Das wäre unfair! Ein Baby ist geboren und wird getauft – was für ein Freudenfest! Da kann man doch nicht mit Krebs um die Ecke kommen. Und so spielte ich Theater. Während des Gottesdienstes kamen mir zwar hin und wieder die Tränen, aber hinterher ging es ganz gut. Es war schön, zum Kreis dieser tollen Menschen zu gehören, und ich nahm das sehr viel bewusster wahr als sonst. Nur eine Handvoll Menschen dort wusste Bescheid – ihnen sah ich an den Gesichtern an, dass auch ihnen das Fröhlichsein schwerfiel.

Das Karussell fährt ab …

„Wusstest du schon? So eine Chemotherapie bringt mehr Menschen um als der Krebs."
„An Krebs verdienen ja nur die Pharmakonzerne. Da geht es nur um Geld."
„Echt? SO VIEL GIFT? Und das nimmst du freiwillig?"
„Ich habe Angst."
(Krebs-Weisheiten, 2019)

Zwei Tage später: Chemobeginn. Morgens um halb acht. Es war der 12. August, es war heiß, es war Sommer. Eigentlich hätte ich genau an diesem Tag in Dänemark an der Ostsee meine Zehen in den Sand stecken sollen, jetzt war ich im Brustzentrum, voller Sorge, was mich erwarten würde. Ich bekam wieder ein Bett in einem der üblichen Dreibettzimmer im Brustzentrum. An diesem Tag waren meine Zimmerkolleginnen jünger als beim letzten Mal – eine Frau überhaupt erst knapp 20, die andere etwa so alt wie ich. Beide waren mit ihren Therapien fast fertig. Wie beneidete ich sie darum! Die Glatze, die beide ganz selbstverständlich im Zimmer trugen und nicht versteckten, sah für mich noch fremd aus. Ich konnte mir nicht vorstellen, dass ich jemals so locker mit der fehlenden Haarpracht umgehen würde können. Aber wieder hatte ich Glück mit meinen Zimmergenossinnen – so viele praktische Tipps, so viel Mut – und ich sah an ihnen hautnah, dass es sogar während der Chemotherapie möglich ist, gut zu leben!

Gegen Mittag wurde ich Richtung OP gefahren. Einmal quer durchs Krankenhaus, im Bett, mit schickem OP-Hemd und

Kompressionsstrümpfen. Ich hatte das Gefühl, alle Anwesenden starrten mich an, als stünde auf meinem Bett in Leuchtschrift: „Die hat Krebs. Schaut her!" Sehr wahrscheinlich hatte mich niemand angestarrt, immerhin sind die meisten Menschen in einem Krankenhaus aus gutem Grund mit sich selbst beschäftigt. Vor der ersten Chemotherapie-Gabe sollte der Port-a-cath implantiert werden. Ich nenne ihn der Einfachheit halber ab hier nur „Port". Der Port ist ein Katheter, der bei mir unterhalb des Schlüsselbeins eingesetzt wurde, als dauerhafter Zugang zum Blutkreislauf. Die Chemo ist recht aggressiv – würde man sie durch eine normale Infusionsnadel in die Armvene geben, könnten die Blutgefäße dauerhaft beschädigt werden. Daher der Port. Er wird nicht immer beim Schlüsselbein gesetzt, manche PatientINNen haben ihn auch im Oberarm. Er wird vor jeder Chemotherapiegabe neu angestochen – mit einer Nadel in eine kleine Kammer; das Chemomittel fließt so direkt in den Blutkreislauf, nahe dem Herzen.

Vorab wurde ich wie immer über Risiken und Nebenwirkungen aufgeklärt. Der Zugang sollte mir unter lokaler Betäubung eingesetzt werden; das sei so üblich, wurde mir gesagt. Ich hatte das damals nicht wirklich hinterfragt, aber müsste ich diese Entscheidung noch einmal treffen, würde ich dem nie und nimmer zustimmen, sondern auf einer Vollnarkose oder zumindest einem Beruhigungsmittel bestehen. Das OP-Personal war wahnsinnig nett, auch die Chirurgin, die den Port setzen sollte, war freundlich. Ich hatte keine starken Schmerzen während des Eingriffs, aber ich spürte sehr deutlich, dass meine Muskeln verschoben werden mussten; das war unglaublich unangenehm und verursachte Kreislaufprobleme. Außerdem war mir speiübel vom Geruch verbrannten Fleisches, da das Gewebe mit Strom stark erhitzt wurde. Das Ganze dauerte nur wenig mehr als eine halbe Stunde, kam mir aber vor wie eine Ewigkeit.

Eine erste Erfahrung im Spitalsalltag. In dem oft nicht besprochen wird, was die Patientin wünscht, sondern einfach vorausgesetzt und gemacht wird, ohne vorher viel darüber zu reden. Gut möglich, dass diese „kleine Operation" Routine ist und täglich zigfach gemacht wird. Für den Einzelnen oder die Einzelne ist es aber nicht Routine. Ohnehin voller Sorge ist es nicht angenehm, diesen Eingriff bei vollem Bewusstsein auszuhalten. Die Gespräche im OP, das starke Zerren an den Muskeln im Oberkörper, die Gerüche. Klar, eine Vollnarkose stellt ein zusätzliches Risiko dar, aber hätte ich die Wahl gehabt, hätte ich mich mindestens für eine Kurznarkose oder ein starkes Beruhigungsmittel entschieden. Ganz selten wird beim Setzen des Ports die Lunge verletzt. Daher muss man danach eine Nacht im Krankenhaus verbringen und darum wird auch direkt nach der OP noch ein Lungenröntgen durchgeführt.

Bei diesem Lungenröntgen wurde ich zum ersten Mal ungehalten. Ich war ohnehin noch angeschlagen vom Einsetzen des Ports. Im Bett wurde ich zur Radiologie gefahren, mitten in den Wartebereich. Dann wurde ich gebeten – wenn kreislaufmäßig möglich –, das Röntgen im Stehen zu machen, das ergebe bessere Bilder. Klar, kein Problem. Ein Riesenproblem war aber, dass tatsächlich erwartet wurde, dass ich ohne Schuhe und im hinten offenen OP-Hemd quer durch den ganzen Wartebereich gehen würde, wo in diesem Augenblick ungefähr 15 Personen auf ihre eigene Untersuchung warteten. **Den Teufel würde ich tun!** Ich war ohnehin schon ein Häufchen Elend, aber einen Rest an Würde hatte ich dann doch noch und den wollte ich mir auch behalten! Die anwesenden MitarbeiterINNEN in der Radiologie hatten keine rechte Freude mit einer Frau, die so genau wusste, was sie wollte und was nicht. Aber immerhin habe ich mich durchgesetzt – mein Bett wurde direkt in das Röntgenzimmer geschoben und dort konnte ich dann halbwegs unbeobachtet aufstehen. Ging doch. Auf dem Röntgenbild sah alles gut aus, die Lunge war glücklicherweise unverletzt und so wurde ich wieder in mein Zimmer gefahren. Meine beiden Mitpatientinnen waren schon fertig mit ihrer heutigen Chemotherapie und bereiteten sich darauf vor, nach Hause zu gehen. Ich bekam zuerst einmal etwas zu essen, vor der OP musste ich ja nüchtern sein. Viel Hunger hatte ich nicht, aber ein paar Bissen gingen schon.

Am selben Tag sollte ich noch die erste Chemotherapie bekommen. Meine Cousine war gerade zu Besuch, als die Schwester die Infusionsbeutel brachte. Ich war aufgeregt und hatte Angst.
Wie schnell würde ich Nebenwirkungen bemerken?
Würde mir nach Sekunden schon übel werden?
Wann würden die Haare ausfallen?
Misstrauisch sah ich mir den Ständer mit den vielen Beuteln genauer an. Was würde mit mir passieren, sobald das einmal lief? Die Schwester beruhigte mich. Durch die Vorlaufmedikamen-

te, die als Infusion direkt vor der eigentlichen Chemotherapie gegeben werden, seien die Nebenwirkungen abgeschwächt, ich würde frühestens nach ein paar Stunden etwas merken, war sie sich sicher. Ich glaubte ihr, wollte ihr auch glauben.

So bekam ich am 12. August 2019 spätnachmittags im Beisein meiner Cousine meine erste Chemotherapie. Es waren vier Infusionsbeutel, die an einem großen silbernen Ständer mit Rollen hingen. In einem davon war Kochsalzlösung, die vor, während und nach der eigentlichen Chemotherapie verabreicht wurde. Ein zweiter Beutel war voll mit cortisonhaltigem Gemisch, das die starken Nebenwirkungen der Chemotherapie schon vorab abmildern sollte – zu ebendiesem Zweck hatte ich auch schon eine Stunde vor der Infusion ein starkes Anti-Übelkeits-Medikament als Tablette erhalten. In den anderen beiden Beuteln befand sich „das Gift" – die eigentliche Chemotherapie, die den bösartigen Zellen ordentlich einheizen sollte.

Ein Chemodurchlauf dauert mehrere Stunden. Die Beutel müssen immer umgestöpselt werden, zwischendurch wird einige Minuten mit Kochsalzlösung gespült. An diesem ersten Chemotag war ich bis spätabends mit der Infusion „beschäftigt". Aber die Schwester hatte recht behalten: Bis auf starke Müdigkeit und eine emotionale Erschöpfung, die bestimmt auch noch von der Port-Operation herrührte, hatte ich keine Beschwerden. Bevor ich versuchte zu schlafen, telefonierte ich noch mit meinen Lieben, um ihnen zu sagen, dass es mir so weit ganz gut ging. Mein Mann kümmerte sich daheim um Haushalt und Kinder.

Ich musste hingegen über Nacht bleiben, um Komplikationen durch den Port und die erste Chemo überwachen zu können. Ich schlief gar nicht so schlecht in dieser Nacht; zwischendurch wurde ich einmal geweckt, weil ich eine Tablette zum Schutz meiner Blasenschleimhaut nehmen musste, exakt zwei und exakt sechs Stunden nach der Chemo. Aber auch das war kein Problem, ich konnte schnell wieder einschlafen.

Am nächsten Morgen wagte ich nicht, die Augen zu öffnen. Wie würde es mir gehen? Als ich sie schließlich doch aufgemacht hatte, hörte ich in mich hinein. Gar nicht so schlimm, fand ich. Ein ganz kleines bisschen schwummrig, aber wirklich nicht viel. Das war alles, was ich spürte. Innerlich jubelte ich. War ich etwa eine der wenigen Patientinnen, die wirklich kaum etwas spürten? So würde ich das hinkriegen mit der Chemo, da war ich sicher. Zum ersten Mal seit der Diagnose spürte ich eine Art Hochgefühl, ein leises Korn der Hoffnung, dass das alles schaffbar wäre. Auch an den darauffolgenden Tagen musste ich noch einige Tabletten einnehmen, um die Übelkeit abzufangen, damit sie nicht zu intensiv auftrat. Außerdem bekam ich den Auftrag, mir jeweils am Tag nach der Chemo eine Spritze zur Anregung der Produktion weißer Blutkörperchen zu setzen. Mir war alles recht, ich wollte nur nach Hause. Obwohl die Schwestern unglaublich nett waren, mag ich Krankenhäuser nicht sehr gerne und nachts bin ich sowieso am liebsten zu Hause in meiner vertrauten Umgebung. Mein Mann und die Kinder holten mich ab und freuten sich mit mir, dass es mir so gut ging. Ich war total euphorisch – zwar war ich nicht komplett fit und in meiner

Kraft, aber ich konnte an diesem Tag nach meiner ersten Chemo sogar selbst einkaufen fahren. Ich war stolz und fühlte mich wie eine Superheldin. **EINE KREBS-SUPERHELDIN QUASI.**

Was von so vielen Betroffenen berichtet wird, traf auch auf mich zu: Ab dem Moment, wo der erste Tropfen Chemotherapie in meinen Körper floss, ging es mir psychisch besser. Ich hatte das Gefühl, dem Krebs nicht mehr so ausgeliefert zu sein, endlich „etwas zu tun“, aktiv dagegen anzukämpfen. Nur zwölf Tage nach dem Verdacht beim Radiologen bekam ich meine erste Chemotherapie. Ich bin heute noch sehr dankbar über dieses Tempo. Ich weiß, dass es Frauen gibt, die wochen- oder monatelang auf den Behandlungsstart warten müssen, und bin froh, dass es bei mir so schnell ging. Die krankenhauseigene Psychoonkologin hatte mich auf der Station besucht – auch diese Gespräche taten mir sehr gut und gaben mir ein wenig Perspektive. Und doch wusste ich oft nicht so genau, was ich mit ihr besprechen sollte. Ich konnte die Dinge, die mich beschäftigten, noch nicht gut in Worte fassen. Und die Ängste, die ich hatte, konnte ich (noch) nicht zulassen. Im Nachhinein war es wohl zu früh, darüber zu reden. Ich war noch nicht sortiert genug. Später hätte ich mir das Angebot dringend gewünscht, da war es für mich als nicht stationäre Patientin jedoch nicht mehr verfügbar.

Am Abend daheim war es dann Zeit für die Spritze. Die Spritze war wichtig. Sie sollte verhindern, dass mein Blutbild zu schlecht wurde und die weißen Blutkörperchen zu tief in den Keller absackten. Das wäre in vielerlei Hinsicht schlecht, vor allem aber sind die weißen Blutkörperchen sehr wichtig für ein funktionierendes Immunsystem. Liegen sie sehr niedrig, ist das Risiko recht hoch, dass man sich Viren und/oder Bakterien einfängt, alles, was sonst der Körper von selbst bekämpfen würde und wozu er aufgrund der Krebsbehandlung nur mehr eingeschränkt fähig ist, da die Chemotherapie die weißen Blutkörperchen zerstört, die für die Immunabwehr zuständig sind. Aus diesem Grund hatten wir auch seit Beginn der Chemotherapie Desinfektionsmittel zu Hause und mit meinen Kindern übte ich akribisch eine sorgfältige Handhygiene, sobald sie von draußen ins Haus kamen. Für sie war und ist das Händewaschen und teilweise -desinfizieren zum Alltag geworden, bevor es für die ganze Menschheit so wichtig wurde. Wenn die Leukozyten – die weißen Blutkörperchen – zu weit absinken, hat man kein funktionierendes Immunsystem mehr. Das ist lebensgefährlich – ein einfacher grippaler Infekt kann dann großen Schaden anrichten. Oft kommen PatientINNen mit so schlechten Blutwerten stationär in Umkehrisolation; sie sind abgesondert und niemand darf sie besuchen, bis sie sich wieder erholt haben – zu ihrem eigenen Schutz. Zum Glück kam es bei mir nie so weit, obwohl mein Blut auch ab der ersten Chemotherapie den Abwärtsgang einlegte.

Ich wusste eigentlich nicht viel über die Spritze, nur dass ich sie mir selbst verabreichen sollte. Wie das geht, wusste ich nicht. Im Krankenhaus hatte es mir niemand erklärt. Insgeheim hatte ich die Hoffnung, dass mein Mann das vielleicht übernehmen könnte; er hatte sich selbst auch schon Thrombosespritzen verabreichen müssen. Ich hatte keinerlei Erfahrung mit so etwas. Tja, da hatte ich mich getäuscht. Er weigerte sich sehr deutlich, mir die Spritze zu geben. Verstand ich durchaus, half mir aber in der Situation nicht weiter. Jetzt war guter Rat teuer. Ich hatte keine Ahnung, was ich machen sollte, und außerdem Hemmungen, mir selbst in den Bauch zu stechen. Zuerst suchte ich im Internet ein Video, das eine genaue Anleitung zeigte. Und dann saß ich sicher 15 Minuten da, mit der Spritze in der Hand, und traute mich nicht. Als hätte ich eine innere Blockade, mir die Nadel selbst ins Fleisch zu piksen. Irgendwie habe ich es dann doch geschafft, aber ich würde lügen, würde ich sagen, dass es easy war. Bis zum Schluss der Akut-Therapie – während ich mir insgesamt über 60 Spritzen selbst injizieren musste – gewöhnte ich mich nie an das Gefühl. Jede einzelne dieser Spritzen war eine Überwindung. Aus mir wäre wohl keine gute Ärztin geworden; hat schon Sinn, dass ich beruflich einen anderen Weg eingeschlagen habe.

So hätte es bleiben können. Eine aushaltbare, latente Übelkeit und eine große Müdigkeit. Ich dachte wirklich, ich hätte den Jackpot im Nebenwirkungs-Roulette gewonnen. Die harte Realität holte mich am nächsten Morgen ein. Als ich aufwachte, konnte ich fast nicht vom Bett aufstehen. Mir tat jeder einzelne Knochen im Körper weh und ich fühlte eine Erschöpfung, die ich vorher nie gekannt hatte. Das war nicht einfach „ich bin müde", das war eher das Gefühl, den Tag nicht bestreiten zu können, ohne im Stehen umzufallen. Ich nahm eine Schmerztablette und versuchte, stark zu sein. Immerhin hatten die Kinder Ferien und ich wollte meine Schwäche nicht so sichtbar machen. Essen funktionierte an diesem dritten Post-Chemo-Tag und auch am darauffolgenden nicht so gut, aber ich zwang mich, ein paar Bissen zu schaffen. Die Übelkeit wurde schlimmer, wenn ich nichts aß.

Freitags, vier Tage nach der ersten Chemo, waren meine Lymphknoten im Hals- und Achselbereich stark angeschwollen; so ähnlich, wie wenn man kurz vor einer starken Erkältung steht. Ich war beunruhigt. Wirkte die Chemotherapie nicht? War der Krebs explodiert? Eine Ansprechperson für diesen Fall oder etwaige Fragen hatte ich gar nicht, ich war nur angewiesen worden, mich bei Fieber zu melden, und ich wusste nicht, wen ich an einem Freitagnachmittag fragen könnte. Also suchte ich – wieder – im Internet nach Rat. An diesem Tag stieß ich auf eine Online-Gruppe von betroffenen Frauen auf Facebook, ich stellte eine Beitrittsanfrage und war schnell aufgenommen. Hier gab's sofort Entwarnung. Ich las, dass diese Schwellungen bei vielen Patientinnen während der Chemo auftreten und nicht unbedingt das Allerschlimmste bedeuten müssen. Ich war sehr froh, dass es in der heutigen Zeit so „einfach" ist, an Informationen zu kommen! Während der ganzen Behandlungszeit und auch jetzt sind mir diese Gruppen eine große Stütze gewesen. Die Frauen dort sind großartig; sie stützen sich gegenseitig, motivieren einander, wenn eine kurz vor dem Aufgeben ist. Sie bieten medizinische Information und neueste Studien, oft sehr viel mehr, als ich von meinen Ärzten erhalten habe (!). Und ja, manchmal – leider viel zu oft – trauern sie gemeinsam, wenn ein Mitglied der Gruppe es nicht geschafft hat.

Am Samstag, fünf Tage nach der ersten Chemotherapie, fühlte ich mich langsam besser. Essen schmeckte wieder und die Knochenschmerzen waren fast weg. Wir machten mit den Kindern sogar einen kurzen Ausflug in ein Mitmachmuseum, den ich gut überstand. Und sonntags war alles fast wie zuvor. Ich konnte wieder staubsaugen, die Schmerzen an der Schulter vom Port und die Erschöpfung waren halbwegs im Griff. Ich freute mich so darüber, dass ich sogar eine Nachricht an meine Familie schickte deswegen! Jetzt ging es mir wieder gut! Jetzt hatte ich das Gefühl, dass ich das schaffen könnte. Einige Tage waren echt nicht leicht, aber ab sofort hatte ich eine Woche „Pause" und fühlte mich körperlich fast wie vor der Chemo. Ich begann zu überlegen, ob ich nicht in diesen Zwischenwochen arbeiten könnte, immerhin ging es mir ja jetzt wieder super! Zu diesem Zeitpunkt war es mir unvorstellbar, monatelang bei der Arbeit auszufallen. Zum einen liebe ich, was ich in meinem Job tue. Und zum anderen fühlte ich mich unersetzbar. Natürlich ist niemand unersetzbar – das weiß ich. Und doch neigte ich – wie viele Menschen – dazu, genau das zu glauben. War überzeugt, dass arbeitsmäßig die Welt untergeht, wenn ich nicht anwesend war. Ich dachte, dass es ohne mich schwer gehen würde, immerhin hatte ich vorher in unserem Team einen Großteil der anfallenden Arbeiten erledigt, einfach weil ich als Einzige immer anwesend war. Und es hatte kaum Zeit für eine ordentliche Übergabe gegeben. Mitten in laufenden Projekten hatte der Krebs sein Gesicht gezeigt; ich hatte nur wenige Tage gehabt, um meinem Kollegen wenigstens die wichtigsten Informationen bereitzustellen.

Die Ärzte im Krankenhaus waren meinen Plänen gegenüber skeptisch, räumten aber ein, dass es durchaus Betroffene gibt, die während der Chemo weiterarbeiten, wenn auch wenige. Die Psychoonkologin riet mir von Beginn an deutlich davon ab. Sie meinte, mein Job sei es jetzt, gesund zu werden. Und dass ich die Zeit nutzen solle, viele Dinge „für mich" zu tun. Aber was war das? **Was war gut für mich?** Ich tat mich schwer mit dieser Frage. Die Jahre davor hatte ich kaum eine Minute Zeit zum Durchatmen gehabt, mein Leben drehte sich um meine Kinder und die Arbeit. Dazwischen gab es nicht viel, schon gar nicht „nur für mich". Die Vorstellung, die Arbeit „zu verlieren", war einer der schlimmsten Gedanken für mich. Immerhin bedeutet Arbeit „Normalität", sie ist ein Sinnbild für Gesundheit. In meinen Augen war es auch ein Symbol der Hoffnung und des Glaubens an eine Zukunft, wenn ich weiterhin alle zwei Wochen arbeiten gegangen wäre. Aus verschiedenen Gründen war das leider nicht möglich. Im Nachhinein bin ich froh darüber, auch wenn mir meine Arbeit und die KollegINNen jeden Tag gefehlt haben.

So verbrachte ich diese zweite Woche mit gefühltem Urlaub. Ich hatte viel Zeit für und mit den Kindern, es war herrlichstes Sommerwetter, wir waren viel im Garten. Leider konnte ich nicht mehr schwimmen. Während der Chemotherapie sollte ich nicht zu viel in die Sonne und auch Schwimmen traute ich mich nicht; ich hatte ja noch die Klammern von der Port-OP drin. Es gibt auch Stimmen, die vom Schwimmen während der ganzen Chemo abraten. So ganz hielt ich mich nicht daran, gebe ich zu. Mir war immer wichtig, dass das Leben so weit wie möglich lebenswert bleibt. Was war diese ganze Prozedur wert, wenn ich nichts mehr tun konnte, das annähernd Spaß machte?

In dieser Woche hatte ich auch noch einen wichtigen Termin: den Perücken-Probiertermin. Ich war schon eine Woche zuvor bei einem Friseursalon in unserer Stadt gewesen, der mir empfohlen worden war. Dort hatte ich aus einem Katalog mehrere Exemplare ausgewählt, die der Inhaber des Geschäftes für mich zur Probe bestellt hatte. Ich hatte wahnsinnige Angst vor diesem Termin. Angst, dass die Perücken aussehen würden wie die Haare der Barbie-Puppen meiner Kinder. Verfilzt, sichtlich aus Plastik und struppig. Von Weitem als Perücke erkennbar. Dass mir keine der bestellten gefallen würde. Was würde ich dann tun? Mein Mann und meine Kinder begleiteten mich zum Friseur. Den Mädels hatte ich das versprochen; sie hatten so große Sorge wegen der Glatze, dass ich sagte, sie dürften mir bei der Auswahl helfen. Wir wurden in ein Nebenzimmer des Friseursalons geführt. Dann bekam ich einen Strumpf über den Kopf – noch hatte ich ja Haare – und wir probierten uns durch die Auswahl. Wir hatten so viel Spaß bei dem Termin, manche Perücken sahen an mir grauenhaft-komisch aus. Grundsätzlich war es spannend zu sehen, wie sehr verschiedene Haar-Varianten den Typ verändern. Hätte ich nicht Krebs gehabt, hätte mir dieser Termin noch mehr Spaß gemacht! Am Ende waren es zwei, bei denen ich mir vorstellen konnte, dass sie zu mir passen würden. Der Inhaber des Friseursalons hat uns die ganze Zeit sehr einfühlsam beraten und begleitet, ich war sehr dankbar dafür. In dieser Ausnahmesituation braucht man gute Menschen an seiner Seite und er war so einer. Es war dann eine Bauchentscheidung für eine lockige Pagenfrisur, die meiner eigenen Haarpracht halbwegs nahekam. Ich bekam einen Schutzengel vom Salon geschenkt, den ich heute noch in Ehren halte, und wir fuhren wieder nach Hause.

Viele Frauen berichten, dass ihre Perücke nach dem Kauf ungetragen im Schrank liegt. Weil sie unangenehm ist, weil sie sich verkleidet fühlen, es gibt viele Gründe. Bei mir war das nicht so. Ich habe die Perücke bis zum Schluss fast immer getragen, wenn ich außer Haus war. Ich kam mit der plakativen Sichtbarkeit des Krebses schlecht zurecht. Ganz zu Beginn war ich einmal nur mit Mütze einkaufen. Ich fand es grauenhaft. Vielleicht hatte ich es mir eingebildet, aber ich hatte das Gefühl, dass mich jeder anstarrte. Dass jeder genau wusste: „Das ist die mit dem Krebs!", dass ich beobachtet wurde. Dazu kam, dass sich auch meine Kinder nicht wohlfühlten, wenn ich mit ihnen ohne Perücke unterwegs war. Meine große Tochter bat mich einmal: „Mama, kannst du bitte die Perücke aufsetzen, wenn du mich vom Hort abholst?" Dieses Versprechen gab ich ihr und hielt es auch ein. Die Tage, an denen ich ohne Perücke das Haus verließ, kann ich an einer Hand abzählen. Abgesehen von den ganz heißen Spätsommertagen fand ich sie aber auch nicht extrem unbequem. Natürlich mussten wir uns aneinander gewöhnen, aber es war okay. Auch die Pflege war nicht aufwändig. Ich konnte die Perücke immer wieder mal waschen und am nächsten Tag morgens sah sie wieder top aus. **Keine Bad Hair Days mehr!**

Jetzt, Monate später, sprechen mich entferntere Bekannte auf meine Kurzhaarfrisur an; Menschen, die mich nicht so gut kannten, war es tatsächlich die ganze Zeit nicht aufgefallen, dass ich eine Perücke getragen hatte.

Die erste Chemo-Etappe

„Du kannst Glatze wahnsinnig gut tragen. Das steht dir SO gut!"
„Es sind doch nur Haare, die wachsen wieder."
„Deine Augen sind viel schöner, wenn du keine Haare hast."
(Krebs-Weisheiten, 2019)

So hatte ich sie jetzt also daheim, die Perücke, dazu noch eine Handvoll Beanies für zu Hause. Ich fühlte mich vorbereitet. Ich wusste, dass die Haare ungefähr zwei Wochen nach der ersten Chemo ausfallen würden, und war mental gut darauf eingestellt. Dachte ich. Es war Samstagnachmittag – genau zwölf Tage nach der ersten Chemogabe. Meine Eltern waren nachmittags zu Besuch. Eigentlich war der Tag gut, ich fühlte mich wohl, wir konnten draußen sitzen, es war heiß. Ich war gerade in der Küche und bereitete Salat vor, strich mir über den Kopf ... und hatte die Hand voller Haare. Es fuhr mir durch Mark und Bein. Ich hatte keine Vorstellung davon gehabt, wie es sich anfühlen würde. Jetzt wusste ich es! Schon Tage davor hatten die Haare sich eigenartig angefühlt, strohig und kraftlos, wie tot. Jetzt konnte ich sie ohne jeden Widerstand vom Kopf ziehen. Dieses Gefühl ist ganz seltsam und ich werde es nie vergessen. Der Nachmittag war gelaufen. Ich war so mit mir und meinem Haardilemma beschäftigt, wollte mir aber vor meinen Eltern und den Kindern nichts anmerken lassen. Am Abend erzählte ich meinem Mann davon und da flossen erstmals bittere Tränen. Ich hatte gedacht, ich wüsste, was auf mich zukommt. Da hatte ich mich geirrt.

„Sind doch nur Haare."
„Ist doch nicht schlimm, die wachsen wieder."

Solche oder ähnliche Aussagen hören viele KrebspatientINNen, wie ich mitbekommen habe. Bestimmt meinen es diejenigen gut, die das sagen. Es käme wohl auch nicht so gut, wenn Freunde oder Bekannte hysterisch „Meine Güte, wie schlimm, eine Glatze! Wie du aussiehst!" rufen würden. Lasst euch gesagt sein: **Es sind nicht nur Haare. Es IST schlimm, wenn sie vom Kopf fallen – einfach so.** Auch wenn ich vorher nie eine übermäßig tolle Haarpracht hatte, war es furchtbar für mich, sie hergeben zu müssen. Haare stehen in unserer Gesellschaft für Schönheit, wir pflegen sie, sie sind auch irgendwie Sinnbild für Gesundheit. Das alles sollte ich jetzt mit einem Schlag verlieren. Und diese Gefühle werden untergraben, wenn man den Haarverlust als so unwichtig abtut. Mein Mann war großartig. Er nahm mich fest in die Arme und das brauchte ich auch in dem Moment. Er bot sogar an, sich selbst eine Glatze zu rasieren – aus Loyalität. Aber das wollte ich dann doch nicht. Die Kinder sollten nicht zwei glatzköpfige Eltern haben, es war schon gut, wenn einer von uns „normal" aussah. Jetzt stellte sich akut die Frage, wie ich weitermachen wollte. Sollte ich mir einen schicken Kurzhaarschnitt schneiden lassen – für ein paar Tage? Sollte ich warten, bis die Haare komplett ausgefallen wären?

Das wollte ich nicht. Ich wollte die Kontrolle, die mir so abrupt aus der Hand gerissen wurde, zurückerobern. Meine Haare fallen aus? Ja. Von mir aus, dann eben Glatze. Aber ICH wollte entscheiden, wann es so weit war. Und so kam am nächsten Tag, einen Tag vor der zweiten Chemotherapie, der Rasierapparat zum Einsatz. Mein Mann und die Kinder halfen mir; und obwohl schon einige ausgegangen waren, war das Waschbecken immer noch voll mit Haaren. Während der Rasur probierte mein Mann verschiedene Irokesen-Varianten an mir aus. Das nahm dem ganzen Prozedere die Traurigkeit und Ernsthaftigkeit, und das war gut so. Ich war aus dem Tränental vom Vortag herausgeklettert und jetzt wieder kämpferisch. Ich bin auch froh, dass mein Mann mich rasiert hat. Wir haben viel zu wenig gesprochen, das weiß ich heute. Aber hier hatte er die Möglichkeit, etwas zu TUN. Ansonsten konnte er ja meist nur zusehen und mir nicht wirklich helfen. An dem Tag hat er mir sehr geholfen. An dem Tag fühlte ich mich von ihm geliebt, egal was kommen würde und egal wie ich aussah. Am Ende sah mich eine fremde Frau im Spiegel an. Ich erkannte mich kaum wieder, es war seltsam. Ich fand mich glatzköpfig gar nicht so schlimm, und ich hatte zum Glück keinen – wie befürchtet – platten Hinterkopf, sondern eine ganz passable Kopfform. Trotz allem dauerte es ein wenig, bis ich mich an den Anblick gewöhnt hatte; in den nächsten Tagen erschrak ich häufig, wenn ich im Vorbeigehen zufällig in einen Spiegel schaute. Auch heute, wo meine Haare wieder ein paar Zentimeter lang sind, finde ich mich auf den Glatzenfotos aus dieser Zeit fremd. Wie wenn es ein anderes Leben gewesen wäre ... Zu Hause trug ich nie Perücke, da lief ich immer „oben ohne" herum, das war am angenehmsten. Und zum Glück störte es auch die Kinder nicht, für sie war es irgendwann auch normal. Später dann, im Herbst und Winter, als es kühler wurde, waren es für daheim meist Mützen. Man glaubt nicht, welch wärmende Funktion Kopfhaare haben. Mir war oft so unglaublich kalt am Kopf ... Meine Kinder wollten auch kürzere Haare, wenn auch nicht so kurz wie meine. So schnitt ich ihnen die rückenlangen Haare auf Schulterhöhe ab ... und sie sahen großartig aus, meine Mädels.

Vier Tage zuvor war ich zur Blutkontrolle gewesen, um zu checken, ob die Werte passen. Das taten sie und so konnte ich am nächsten Tag zur zweiten Chemo ins Krankenhaus kommen. Dieses Mal sollte sie ambulant erfolgen; ich dürfte also am selben Tag wieder nach Hause. Wie froh war ich darüber! Vom letzten Mal wusste ich ja schon, dass die Chemo ungefähr drei Stunden lief, ich war also guter Dinge, dass ich mittags wieder zu Hause sein würde. Weit gefehlt! Im Brustzentrum waren die Abläufe streng definiert: Bis acht Uhr musste man „einchecken", dann bekam man ein Bett für diesen Tag zugewiesen. Es war immer unterschiedlich, wie viele Frauen zur Chemo da waren – mal waren es 15, an anderen Tagen nur fünf oder sechs. Dann mussten wir auf die Visite durch die TurnusärztINNeN warten, wurden klinisch untersucht und der Port wurde angestochen. Gleichzeitig erfolgte eine Blutabnahme, die im Krankenhauslabor sofort analysiert wurde. An guten Tagen war das bis halb neun Uhr erledigt. Dann begann das Warten ... Die Chemo bekamen alle PatientINNen nämlich nur nach Freigabe durch die behandelnden Onkologen. Verständlich, die mussten sich ja zuerst alle Werte ansehen und die Medikamente freigeben. Allerdings kam die onkologische Visite teils erst weit nach Mittag, so dass die Infusionen oft erst zwischen 13 Uhr 30 und 14 Uhr 30 angehängt wurden. Bis dahin war außer der Blutabnahme nichts passiert. Bis zum Abend dauerte der Chemotag also immer, einige wenige Male auch bis nach 18 Uhr. Diese Abläufe empfand ich als extrem anstrengend. Man konnte nicht viel tun während dieser Zeit und alles bestand nur aus Warten und Herumliegen. Das einzig Positive an diesen Abläufen waren die Mitpatientinnen. Fast immer hatte ich recht nette Frauen in meinem Zimmer, mit einigen davon habe ich bis heute Kontakt. Der Austausch tat und tut gut, und wir konnten uns auch immer gegenseitig Mut zusprechen. Eine ist Weggefährtin geblieben. Erst heute frühstückten wir wieder gemeinsam und ich bin so froh, sie kennengelernt zu haben.

So war ich also am 26. August 2019 zur zweiten Chemotherapie einbestellt. Dieses Mal wusste ich schon, was auf mich zukam; darüber war ich froh. Aber dieses Mal war noch ein zusätzlicher Termin geplant. Schon kurz nach der Diagnose wurde mir empfohlen, eine genetische Testung zu machen. Die Krebsart, an der ich erkrankt war, geht vor allem bei jüngeren Frauen oft mit einem Gendefekt einher. Wir kennen das vor allem aus den Medien – die Diskussion um die vorsorgliche Brustamputation bei Angelina Jolie ging vor einigen Jahren medial um die Welt. Mittlerweile gibt es aber sehr viel mehr bekannte Gene, die eine (Brust-)Krebsneigung verursachen; bei mir waren es 18 bekannte Gene, die auf Veränderungen untersucht wurden. So ein genetischer Test ist natürlich auch mit moralisch-ethischen Fragen verbunden. Für mich war aber schnell klar, dass ich den Test in jedem Fall machen möchte. Ich habe zwei Töchter, denen ich so einen Gendefekt unter Umständen vererbt haben könnte, außerdem zwei Schwestern, die im Worst Case auch betroffen sein könnten. Trotzdem wurde ich im Brustzentrum wirklich gut zu den Vor- und Nachteilen der genetischen Testung beraten. Für den Fragebogen musste ich einen Stammbaum mit bekannten Krebserkrankungen in meiner Familie erstellen. Das fiel mir nicht ganz leicht – wie schon erwähnt, ist unsere Familie riesig – und ich brauchte dafür Unterstützung. Meine Mama und meine Tante halfen mir dabei, ich war sehr froh darüber! Ansonsten war der Test recht unspektakulär: Eine einfache Blutprobe reichte, die anschließend eingeschickt wurde.

An diesem Tag sollte ich nun das Ergebnis bekommen. Ich war innerlich angespannt; eine positive Testung hätte weitreichende Folgen gehabt. Eigentlich war ich überzeugt, dass das Ergebnis positiv sein würde. Welche Erklärung sollte es sonst wohl für die Erkrankung an einer seltenen Krebsart in so jungen Jahren geben? Das konnte doch kein Zufall sein. Ich hatte mich geirrt. Die Ärztin kam und brachte das Ergebnis: Die bekannten Genmutationen waren ausgeschlossen. Auf Grund meiner Familienanamnese bestehe zwar ein erhöhtes Risiko für Brust- bzw. Eierstockkrebs, aber es war kein defektes Gen. Das war überraschend. Natürlich stellt so eine Untersuchung immer nur den aktuellen Stand der Dinge dar. Es könnte trotzdem eine Genveränderung sein, die einfach noch nicht bekannt ist, die Forschungen diesbezüglich laufen ja auf Hochtouren. Darüber möchte ich mir aber im Moment keine zu großen Gedanken machen. Zu groß ist die Erleichterung, meinen Mädels keinen Gendefekt vererbt zu haben.

Ansonsten gab es bei dieser zweiten Chemogabe keine Besonderheiten. Mittlerweile hatte ich nicht mehr so große Angst vor der Flüssigkeit in den Infusionsbeuteln – ich hatte immerhin die erste überstanden, ich würde auch die zweite Gabe überstehen. Abends folgte wieder der Schutz der Blase in Form einer Tablette – diesmal zu Hause, am nächsten Tag die verhasste Spritze. Auch dieses Mal warfen mich die Nebenwirkungen fast um, speziell am dritten und vierten Tag. Danach ging es wieder langsam aufwärts.

In der Woche ohne Chemo ging es mir zum Glück wieder relativ gut; ich machte Sport und versuchte, eine Tagesstruktur zu erlangen. Das brauchte ich, um mir selbst Normalität zu vermitteln. Ich hatte ja jetzt keine Aufgabe mehr – wenn die Kinder in der Schule waren, war ich ausschließlich krank. Irgendwie fast so, als hätte ich meine Identität verloren. Es brauchte mich niemand, körperliche Arbeit am oder im Haus war zu anstrengend und für meine Hobbys hatte ich schlicht keinen Nerv. Seelisch war diese Phase ein Auf und Ab. In manchen Momenten kam mir alles wie ein seltsamer Traum vor, so unwirklich, als säße ich neben mir und würde mich beim Krebs-Haben beobachten. Ich konnte es zwischendurch nicht fassen, dass ich es war, deren Leben hier so auf den Kopf gestellt worden war. Dass ich Chemotherapie bekomme. Außerdem war ich sehr viel hellhöriger geworden. Ziepte es irgendwo, kam sofort eine diffuse Angst zum Vorschein. Rückenschmerzen waren nicht mehr „nur" Rückenschmerzen, sondern potenzielle Knochenmetastasen. In schlechten Momenten machten mir auch die zwei Vernarbungen auf der Lunge Sorgen. Was, wenn die Ärzte sich geirrt hatten und ich doch Lungenmetastasen hatte? Dann wieder waren meine Gedanken positiver, ich war kämpferisch und zu allem bereit, um den Tumor zu besiegen. An manchen Tagen war ich lustig wie zuvor, sehr viel schwarzer Humor war teilweise auch dabei, der vielleicht für meine Gegenüber nicht immer leicht zu ertragen war. Aber wenn jemand Witze über Krebs machen durfte, dann ja wohl ich!

Diese Gefühlsschwankungen kosteten mich viel Energie. Ich bemerkte, dass ich nicht mehr so belastbar war, dass ich Lärm nicht so gut aushalten konnte (was mit zwei Kindern ein suboptimaler Zustand ist). Ich war permanent angespannt, ein bisschen wie unter Strom. Also erschien es mir eine gute Idee, es mit Meditation zu versuchen – Zeit hatte ich ja jetzt genügend. Ich hatte gelesen, dass Meditation die Selbstheilungskräfte anregen kann, dass sie einen hohen Stellenwert gerade in der Krebstherapie hat. Was soll ich sagen? Ich scheiterte gnadenlos. Zuerst versuchte ich die Meditation mit einem Buch. Ich sorgte für eine ruhige Umgebung und eine gemütliche Position und begann mit der Meditationsroutine. In der Theorie hätte ich einige Zeit meditiert und wäre dann wieder gestärkt und in mir ruhend meinem Leben gefolgt. In der Praxis begann mein Gehirn meist nach wenigen Sekunden seltsame Lieder zu singen, die mir oft genug stundenlange „Ohrwürmer" bescherten (Kennt jemand das Lied mit Rudi Völler? Ja? Hast du jetzt einen Ohrwurm? Gern geschehen!). Oder ich überlegte, wie hoch die höchste Zahl überhaupt ist. Was ich zum Abendessen kochen könnte oder warum zum Teufel die Katze so laut atmet. Es klappte schlicht nicht. Ich konnte nicht so weit abschalten, um in einen meditationsähnlichen Zustand zu kommen. Sehr ärgerlich. Ich wollte diese Meditation aber unbedingt, immerhin war sie eine zusätzliche Chance auf Heilung. Also versuchte ich es mit geführten Meditationen aus dem Internet. Da gibt es wirklich gute kostenlose Angebote. Zuhören konnte ich – zumindest wesentlich besser als mich zu konzentrieren. Aber auch dabei war ich nicht sehr erfolgreich: In 90 Prozent der Fälle schlief ich ein und fand mich beim Aufwachen auf dem kalten Fußboden wieder; oft ein wenig orientierungslos und überhaupt nicht entspannt. Meditation war also nichts für mich, musste ich feststellen.

Der Meditationsmisserfolg war eine Lehrstunde für etwas, das ich erst später verstehen würde. Der Umgang mit der Krankheit und der Therapie ist für jede Patientin anders. Was bei der einen super funktioniert, kann für die andere ganz falsch sein. Für mich war die Meditation nicht passend – leider, ich glaube immer noch, dass sie eine großartige Sache sein kann. Meine „Lösung" fand ich in Besuchen bei meiner Kinesiologin. Ich war vor der Diagnose schon mit meinen Kindern bei Petra gewesen, eine wunderbar warmherzige, kluge, tolle Frau. Recht schnell nach der Krebsnachricht hatte ich das Bedürfnis, sie anzurufen, und wir vereinbarten einen Termin. Sie war es, die mich immer wieder sehr geerdet und in die Realität zurückgeholt hat, wenn die Angst zu groß geworden war. Nach jeder ihrer Behandlungen habe ich mich um Welten besser gefühlt. Ich bin so dankbar, dass sie während dieser ganzen Zeit da war.

Vor der dritten Chemotherapie hatte ich noch viel zu erledigen; immerhin sollte meine jüngere Tochter eingeschult werden. Wir hatten uns so auf ihren Schulstart gefreut und jetzt war er von der Situation total überschattet. Gleich nach der Diagnose hatte ich wie eine Wahnsinnige sofort alles benötigte Schulmaterial gekauft und beschriftet, ihre Schulsachen waren schon sehr früh tipptopp in Ordnung. Ich hatte Angst gehabt, dass ich nicht dabei sein könnte und mein Mann damit dann allein sein würde. Zum Glück erwies sich diese Angst als unbegründet. Meine dritte Chemotherapie war direkt am ersten Schultag der Kleinen angesetzt. Das passte mir gar nicht! Es war so ein wichtiger Tag in ihrem Leben und ich wollte unbedingt dabei sein! Zum Glück war das kein Problem. Ich besprach das mit meinen ÄrztINNen und die Therapie wurde einfach auf den nächsten Tag verschoben. Ich war so froh darüber! Und so stand ich am 9. September bei strömendem Regen megastolz und mit Perücke neben meiner nicht minder stolzen Schulanfängerin. Mit Sorge, wie schwierig dieses Jahr jetzt für sie werden würde, aber auch mit großer Freude über ihren neuen – so heiß ersehnten – Lebensabschnitt.

Einen Tag danach folgte die dritte Chemotherapie-Gabe. Aber zuvor durfte ich noch zum Ultraschall. Während der Chemotherapie, die ja doch einige Monate dauert, wird immer wieder untersucht, ob der Tumor auf die Medikamente anspricht und sich verkleinert. Ich war mehr als nervös vor diesem Termin. Heute würde ich erfahren, ob die Plagerei sich lohnte oder ob alles umsonst war! Innerlich war ich überzeugt, dass er ein wenig geschrumpft war. Immerhin hatte ich den Tumor in den letzten

Wochen auch permanent schmerzhaft gespürt, und das sollte angeblich ein gutes Zeichen sein.

Der Radiologe musste eine Weile suchen, bis er den Tumor inklusive Clip fand. Ich hatte schon eine kleine Hoffnung, dass er ganz verschwunden war, weil der Arzt so lange gesucht hatte. Dann der Schock: keine Veränderung. Im Ultraschall war keine Verkleinerung zu erkennen, nicht um einen winzigen Millimeter. Ich war am Boden zerstört. Was hieß das jetzt für mich? Für meine Prognose? Für meine Therapie? Der Radiologe konnte mir darauf keine Antwort geben. Ich hatte das Gefühl, er hätte mir selbst gern eine bessere Nachricht mitgeteilt. Antworten bekam ich erst später, als der Onkologe zur Visite kam. Diesmal war es nicht wie sonst meist Dr. G., sondern ein anderer, sehr erfahrener Arzt. Der fragte mich – fast ein wenig tadelnd – wer denn den Ultraschall so früh angeordnet habe, üblicherweise werde erst nach der dritten Chemotherapie untersucht. Tja. Das wusste ich nun auch nicht, ich war ja „nur" die Patientin und verließ mich auf das Fachwissen meiner ÄrztINNeN. Ich war ja nur zur Sonografie geschickt worden. Es beruhigte mich ein wenig, dass es in Ordnung war, wenn sich noch nichts verkleinert hatte, auch wenn ich mich nicht komplett entspannen konnte. Immerhin las ich oft Berichte wie: „Nach zwei Chemotherapien war mein Knoten im Ultraschall nicht mehr sichtbar." Davon war ich weit entfernt, wie ich jetzt wusste.

Es gibt chemotherapieresistente Tumore. Die reagieren kein bisschen auf die Chemotherapie oder – im schlimmsten Fall –

wachsen munter weiter. Das ist einerseits für die Behandlung wichtig zu wissen, denn dann wird oft die Operation vorgezogen, damit der Tumor kein Unheil mehr anstellen kann. Andererseits ist es prognostisch eher ungünstig, wenn der Knoten sich nicht verkleinert. Man geht davon aus, dass in diesem Fall eventuell schon im Körper befindliche Krebszellen auch nicht abgetötet werden und ein Rezidiv[12] oder im schlimmsten Fall Metastasen verursachen können. Das bestmögliche Ergebnis nach einer vor der Operation durchgeführten Chemotherapie ist eine sogenannte PCR (Pathological Complete Remission). Das bedeutet, dass im Gewebe, das bei der Operation entfernt wird, keinerlei aktive Tumorzellen mehr nachweisbar sind. Der Tumor ist während der Chemotherapie quasi verschwunden, abgestorben. In diesem Fall nimmt die Medizin an, dass auch alle im Körper befindlichen Tumorzellen abgestorben sind.[13] Wird eine PCR erreicht, hat man die größten Chancen, geheilt zu sein. Bleibt ein Resttumor übrig, ist das prognostisch ungünstig(er). In allen mir bekannten Krebsgruppen wird der PCR ein hoher Stellenwert beigemessen. Verständlich, denn ein vollständiges Verschwinden der Krebszellen[14] gibt uns einen höheren Pro-

---

12 *Tritt in derselben Brust (oft an derselben Stelle) erneut ein Tumor auf, nennt man das Rezidiv.*

13 *Allerdings wird auch in diesem Fall operiert, weil man erst nach der pathologischen Untersuchung des Gewebes sicher weiß, dass keine Tumorzellen mehr vorhanden sind.*

14 *Komplettremission*

zentsatz in der Prognose. Alle Krebserkrankten möchten das. Ich auch. Als ob es eine Leistung wäre, die man in irgendeiner Art beeinflussen könnte. Wenn dann doch wenige Millimeter oder auch mehr Tumorrest vorhanden ist, gibt das einen ordentlichen Dämpfer. Diese Frauen haben sich ja nicht „weniger bemüht". Sie hatten nur einen Tumor, der hartnäckiger ist und auf die Standardbehandlung zu wenig angesprochen hat. Natürlich sind da noch andere Faktoren, die die Heilungschancen beeinflussen. Die Ausgangslage bei der Diagnose spielt auch eine enorme Rolle. Wenn der Tumor sehr groß ist oder schon Lymphknoten befallen sind, hat man – statistisch – eine geringere Chance, dass man dauerhaft geheilt werden kann.

In verschiedenen Foren und Gruppen habe ich gesehen, dass die Statistik oft irreführend ist. Als Betroffene neigt man dazu, sich seine Überlebenswahrscheinlichkeit in Prozent am liebsten irgendwohin tätowieren zu lassen. Aber: Es ist nur eine Zahl. Und man weiß nicht, auf welcher Seite der Statistik man landet. Wir könnten 99 Prozent Überlebenswahrscheinlichkeit haben und trotzdem bei dem einen Prozent mit Pech dabei sein. Dann nützt es gar nichts, dass die Prognose günstig war. Das wirklich Frustrierende ist, dass man dies alles nicht beeinflussen kann: Es gibt keinerlei Möglichkeit, die Wirkung der Chemotherapie zu verbessern. All die Frauen, die ich kennengelernt habe, haben medizinisch ihr Möglichstes getan. Sie haben die Nebenwirkungen der Therapien ausgehalten, haben gekämpft. Bei vielen hat es gereicht. Bei manchen nicht. Völlig schuldlos! Sie haben nichts anders oder schlechter gemacht als diejenigen, die überleben. Diese Tatsache ist manchmal für mich sehr schwer auszuhalten. Ich bekam es ja auch immer wieder gesagt und las es – gerne auch auf Social Media: Du musst nur genug kämpfen, dann kannst du im Leben alles erreichen! **Krebs ist nicht so. Krebs ist ein Arschloch. Hinterlistig und gemein.**

In den vergangenen Jahrzehnten wurde viel an Brustkrebs geforscht und so gibt es immer neue Studien, immer besser wirksame und besser verträgliche Medikamente. So ist Brustkrebs heute zu einer Krankheit geworden, die in vielen Fällen nachhaltig geheilt werden kann. In meinem Brustzentrum wurde leider keine Studie angeboten. Trotzdem ging ich davon aus, die bestmögliche Behandlung zu bekommen, und verließ mich auch darauf. In Gesprächen mit anderen betroffenen Frauen stellte ich fest, dass es eine Art „Standardbehandlung" gibt, die bei triple-negativen Tumoren eingesetzt wird. Reihenfolge und Art der Verabreichung sind regional manchmal unterschiedlich, aber die eingesetzten Zytostatika[15] sind fast überall gleich. So war ich irritiert, dass mein Chemoprotokoll sich von dem vieler anderer erheblich unterschied.

Mein von der Onkologie präsentierter Plan besagte, dass ich erst

15 *Zytostatika sind Medikamente, die das Tumorwachstum hemmen – die Chemotherapie.*

viermal AC[16] bekommen sollte, danach viermal Docetaxel – jeweils im Abstand von zwei Wochen statt der üblichen drei. Das war bei den meisten Betroffenen gleich und offenbar 2019 in den Leitlinien zur Behandlung genau so vorgesehen. In „meinen" Foren und Gruppen bekamen aber die allermeisten Frauen mit ähnlichen Befunden Carboplatin als zusätzliches Medikament. Das schien vor allem in Deutschland, aber auch in sehr vielen Krankenhäusern in Österreich die Standardbehandlung zu sein. So fragte ich den Onkologen bei der Visite, was es damit auf sich habe. Er reagierte darauf überraschend ungehalten. Im Grunde war er wohl der Meinung, dass ich ziemlichen Blödsinn rede und als Patientin gar nicht wissen könne, was medizinisch für mich am besten sei. Carboplatin wurde – laut seiner Aussage – nur verabreicht, wenn schon Metastasen vorhanden waren. „Und die wollen Sie ja wohl nicht, oder?", fragte er. Natürlich wollte ich das nicht, die Frage muss man nicht stellen. Einerseits war ich bestürzt von seinem Tonfall und andererseits jetzt völlig verunsichert. Wenn fast alle Frauen mit ähnlicher Ausgangslage das Medikament bekamen und ich nicht … Da stimmte doch etwas nicht, oder?

Kennt ihr diese Situationen, in denen ihr nicht mehr genau wisst, wer der Geisterfahrer ist? So ging es mir durchaus öfter in Zusammenhang mit Arztgesprächen. Die ÄrztINNeN sagen etwas – man liest das Gegenteil dazu. Am Ende weiß man nicht

16 *Adriamycin und Cyclophosphamid*

mehr, was die Wahrheit ist und wo man selbst überhaupt steht. Also begann ich zu recherchieren. Ich las in Gruppen und Foren, durchforstete Studien in Englisch und Deutsch und informierte mich. Und kam zu dem Schluss: Die Hinzunahme von Carboplatin würde meine Chance auf eine PCR, also auf das völlige Verschwinden der Tumorzellen, erhöhen können – und zwar um fast 20 Prozent! Einige Studien sprachen dafür und deutschlandweit und fast flächendeckend auch in Österreich wurde Carboplatin bei triple-negativem Brustkrebs im Anfangsstadium (nicht metastasiert) eingesetzt. Ich verstand überhaupt nicht, warum mir das gar nicht angeboten wurde. Niemals hätte ich von dem Medikament und den höheren Heilungschancen erfahren, hätte ich nicht selbst recherchiert und mich mit anderen Patientinnen ausgetauscht.

Ich war unglücklich mit meinem derzeitigen Chemoschema. Wenn ich das alles schon aushalten musste, wollte ich auch das Gefühl haben, das Bestmögliche getan zu haben. Alles auszuschöpfen, was die Medizin bietet. Ich sprach mit meinem Mann darüber, mit meinen Schwestern. Wir überlegten hin und her, was zu tun war; immerhin hatte der Onkologe bei der Visite im Brustzentrum die Variante mit Carboplatin kategorisch ausgeschlossen. Sollte ich das Krankenhaus wechseln? Während der laufenden Therapie? So viel Energie hatte ich nicht – wieder alle Untersuchungen durchlaufen müssen und gar nicht sicher sein können, dass ich in einem anderen Krankenhaus die gewünschte Therapie erhalten würde. Dazu noch die wesentlich längeren Fahrtstrecken, wenn mir ohnehin schon dauerübel war? Oder sollte ich mich mit dem aktuellen Protokoll abfinden? Was wäre dann, wenn ich später ein Rezidiv oder Metastasen bekommen würde? Würde ich es mir nicht bis in alle Ewigkeit vorwerfen, nicht für mich selbst gekämpft zu haben? Nicht alles getan zu haben?

Ich entschloss mich, es in „meinem“ Brustzentrum noch einmal zu versuchen. Ich schrieb der Onkologin Dr. G., die mich anfangs betreut hatte, eine Nachricht. Ich schrieb mir alles von der Seele. Meine Sorge über das Nicht-Ansprechen des Tumors und die vielen Fragen, die ich zum fehlenden Carboplatin hatte. Es bestand ja immerhin die Möglichkeit, dass es einen guten Grund gab, weshalb das bei mir nicht in Erwägung gezogen worden war. Mein Fall wurde ja im Tumorboard besprochen und ich wollte den ÄrztINNen die Möglichkeit geben, mir noch einmal zu erklären, warum ich kein Carboplatin bekommen sollte. Frau Dr. G. schrieb mir sehr schnell zurück und bot mir einen Gesprächstermin an, um die offenen Fragen persönlich zu klären. Also fuhr ich noch einmal in das Klinikum. Es war ein Freitag nach der Chemo, zum Glück spielte mein Kreislauf an diesem Tag halbwegs mit. Die Onkologin – und dafür war ich sehr dankbar – hat sich wirklich Zeit genommen und auch die von mir angesprochenen und im Mail mitgeschickten Daten und Studien angesehen. Dass der Tumor bis dahin nicht reagiert hatte, sah auch sie nicht sehr positiv, sagte mir aber, dass sich das im Lauf der Therapie noch ändern könne. Immerhin war er nicht gewachsen und das sei ein gutes Zeichen. Ich musste jetzt einfach hoffen, dass sich da in Zukunft mehr tun würde. Zur Hinzunahme von Carboplatin war auch sie – ähnlich wie ihr Kollege – verhalten. Sie erklärte mir, dass es unterschiedliche, sich zum Teil widersprechende Studienergebnisse gebe, dass es aber schon stimme, dass die Remissionsrate[17] mit Carboplatin erhöht ist. Und dann sagte sie, dass ich das Mittel nach den geplanten vier AC-Therapien zusätzlich erhalten könne, wenn ich es denn unbedingt wolle. Na klar wollte ich. Die ganze Zeit schon. Ich war überglücklich. Irre eigentlich, oder? Ich freute mich unbändig über zusätzliches Gift, das durch meinen Körper fließen würde. Aber ich hatte mir erkämpft, wovon ich überzeugt war, und endlich hatte ich wieder das Gefühl, dass ich den Krebs mit allen mir zur Verfügung stehenden Mitteln bekämpfen kann. Das gab mir enormen Auftrieb.

Heute in der Rückschau macht es mir ein ungutes Gefühl, wie das damals alles gelaufen ist. Nicht falsch verstehen: Ich bin nach wie vor total froh, dass ich das Carboplatin erhalten habe; ich weiß nicht, wie mein Verlauf ohne das Mittel gewesen wäre. Aber ich finde es so schlimm, dass ich als Patientin die Expertin für meine Erkrankung sein muss. In meiner Naivität hatte ich vor meiner Erkrankung geglaubt, dass Ärztinnen und Ärzte, vor allem und gerade auch Onkologen, immer top informiert und auf dem neuesten Stand der Erkenntnisse sind. Es gibt Studien, die untersucht haben, ob sich der Informationsstand der PatientINNen auf das Gesamtüberleben auswirkt. „Informierte Patienten leben länger" – das habe ich oft gelesen. Und es scheint

17 *Remissionsrate bezeichnet den Anteil der Frauen, bei denen nach der Therapie keine Tumorzellen mehr festgestellt werden können.*

tatsächlich so zu sein, ich bekomme es immer wieder von Betroffenen mit. Und so sollte das nicht sein. Ja, ich bin jung und ich bin fähig, das Internet zu durchforsten, Studien zu lesen, mich mit anderen PatientINNen auszutauschen. Aber was ist mit den Menschen, die dazu nicht in der Lage sind? Die an diese Informationen gar nicht herankommen? Oder die nicht die Energie oder den Mut haben, aktiv um die bestmögliche Behandlung zu kämpfen und immer wieder nachzufragen? Denn Mut brauchte ich! Ich bekam durchaus auch einigen Gegenwind, der nicht immer angenehm war.

Ich beschreibe das Erlebte hier oft locker – es ist auch einige Monate her. Aber diese Kämpfe um meine Behandlung waren nicht immer einfach. Sie haben mich enorm viel Energie gekostet. Es ist anstrengend, immer wieder zu hinterfragen und informiert zu bleiben – zusätzlich zu all dem, was die Krankheit ohnehin mit sich bringt. Es zieht Energie ab, die man zum Gesundwerden viel besser verwenden könnte oder auch für seine Familie. Oft hatte ich das Gefühl, mit meinen vielen Fragen und Einwänden nicht die beliebteste Patientin zu sein. Klar kann und muss einem so etwas egal sein. In Zeiten, in denen man sowieso schon dünnhäutig ist, ist das aber ein Zustand, der nicht leicht auszuhalten ist.

Andererseits möchte ich hier auch keine Ärztinnen und Ärzte verunglimpfen. Als Onkologin oder Onkologe gibt es derart viele verschiedene Krebsarten in allen möglichen Ausprägungen zu behandeln – alleine beim Brustkrebs gibt es viele unterschiedliche Faktoren – und wahrscheinlich ist es schlicht unmöglich, in sämtlichen Bereichen immer auf dem neuesten Stand zu sein. Was ich mir aber gewünscht hätte, wäre mehr Agieren auf Augenhöhe gewesen. Einen Dialog über Diagnose und Behandlung, kein „Friss oder stirb". Es gab Ärzte, die mich deutlich und sichtbar nicht ernst genommen haben. Kein schönes Gefühl, wirklich nicht.

So weit ich mich zurückerinnern kann, wollte ich in meinem Leben immer alles „richtig" machen. Selten war ich in etwas herausragend gut, ich empfand mich selbst immer als sehr durchschnittlich. Durchschnittlich musikalisch, durchschnittlich intelligent, durchschnittlich hübsch. In meinen allerersten Schuljahren war ich wohl eine recht gute Schülerin, wurde dafür auch von meiner Lehrerin und der Direktorin gelobt – und von den anderen Schülern dafür gehasst. Ich habe also schnell gelernt, gute Leistungen eher zu verstecken als damit zu prahlen. Und irgendwann habe ich selbst geglaubt, nicht besser zu sein. Manchmal tut mir das leid für das Kind, das ich damals war. Das Kind, das ständig Angst hatte, bewertet zu werden, anzuecken, und einfach nur gemocht werden wollte. Um nicht aufzufallen, schwamm ich mit der Masse. Das war grundsätzlich am angenehmsten. Jetzt, beim Krebs, war das die denkbar schlechteste Möglichkeit. An mich selbst hatte ich immer hohe Ansprüche, einen Perfektionismus, der mich oft genug unter Druck setzte. Das war in vielen Dingen so, auch als Erwachsene: Ich wollte einen ordentlichen Haushalt haben, wollte in der Arbeit immer Höchstleistungen bringen, wollte sportlich sein und eine liebevolle, sich kümmernde Mama. Mir selbst war ich die größte Kritikerin, ich konnte es mir selten recht machen. Vor der Diagnose stand ich also nicht nur durch äußere Einflüsse, sondern auch durch mich selbst und meine Persönlichkeit unter Dauerstress. War das eine Mit-Ursache? Ich weiß es nicht und werde es auch nie wissen. Es würde jetzt auch nichts mehr daran ändern. Mir fällt nur auf, dass viele erkrankte Frauen über solche Merkmale bei sich selbst berichten: über Stress, über Ansprüche, über zu wenig auf sich achten. Vielen fällt es schwer, ihre Grenzen zu erkennen und diese auch zu verteidigen. Viele haben Schwierigkeiten damit, sich Pausen zu gönnen. Langsam, sehr langsam werde ich ein wenig gelassener. Es ist harte Arbeit für mich, Dinge einfach mal „sein" zu lassen, geduldiger und auch liebevoller zu sein – vor allem zu mir selbst. Aber ich erkenne, dass es mir guttut. Ich bin weicher geworden. Und empfänglicher für die schönen Dinge im Leben. Davon war ich aber zur Zeit der Chemotherapie noch viele Schritte entfernt: Für den Moment war ich einfach dankbar über die Hinzunahme des zusätzlichen Chemomedikamentes.

Die dritte Chemotherapie hatte mich ein wenig mehr umgeworfen als die beiden zuvor. Eigentlich hatte ich gedacht, dass die Nebenwirkungen immer gleich sein würden, so war es aber nicht. In meiner Erinnerung ist von den ersten vier die dritte die schlimmste gewesen. Ich konnte mich aber gar nicht hängen lassen. Immerhin hatte meine Jüngste mit der Schule begonnen und die Große war in der wichtigen vierten Klasse Volksschule. Es war viel einzukaufen, zu organisieren; eigentlich war jeden

Tag viel los und viel Zeit zum Ruhen blieb nicht. Dazu kam noch mein Anspruch an mich selbst, mich zusammenzureißen und keine Schwäche zu zeigen.

In der Folge kristallisierte sich mit dem Schulbeginn ein neuer Rhythmus für uns alle heraus. Mein Mann fuhr – mit Ausnahme der Chemotage, an denen er zu Hause arbeitete – schon morgens vor sechs Uhr zur Arbeit. Ich weckte die Kinder und übernahm alles, was morgens mit Kindern eben so zu tun ist. Man macht es als Elternteil tausendfach, das war „gesund" so; während meiner Behandlung und auch jetzt sind die Abläufe die gleichen. Gemeinsames Frühstück war und ist mir immer sehr wichtig. Jausenbox für die Schule, Gemüse und Obst schnippeln, Brote streichen. Vergessene Hausübungen noch schnell kontrollieren, Unterschriften in Mitteilungshefte setzen, Geld für Schulbelange mitgeben, Anziehen, Waschen. Danach brachte ich die Mädchen zum Schulbus – wenige Wochen später gingen sie allein zur Haltestelle. Dann hatte ich ein wenig Zeit für mich. Manchmal hatte ich ohnehin Arzttermine, oft verbrachte ich den Vormittag auch auf der Couch. Ich versuchte Dinge, die schon lange liegen geblieben waren, zu sortieren und zu putzen. Zunehmend schaffte ich das aber nicht mehr so gut. Ganz oft tat ich einfach nichts und wunderte mich, wie schnell der Vormittag verging. Ich verbrachte viel Zeit im Internet und versuchte den Haushalt irgendwie hinzubekommen. Mittags konnten die Kinder im Hort essen, während ich zu Hause meinen Mittagsschlaf hielt, ohne den ich nicht über die Runden kam. Danach holte ich die Mädchen jeden Tag vom Hort ab.

Nachmittags wollte ich im Rahmen meiner Möglichkeiten aktiv bleiben, Freunde besuchen, die Kinder zu ihren gewohnten Aktivitäten fahren. Ich wollte, dass beide in ihrem Alltag möglichst wenig eingeschränkt waren. Ich wollte aber auch, dass sie mich nicht permanent schwach und krank sehen müssen; das hätte ihnen Angst gemacht und davor wollte ich sie schützen.

Es gab Tage, da wusste ich morgens beim Aufstehen nicht, wie ich die eine Stunde, bis die Mädchen zum Bus gehen würden, überstehen sollte. Da schrie alles in meinem Körper nach Ruhe und mehr Schlaf. Aber diese Möglichkeit gab es einfach nicht. Immerhin mussten die Kinder zur Schule. Ich hatte während der Chemozeit echt viele Hilfsangebote, vor allem aus meiner Familie. Meine Mama bot an, jeden Morgen zu kommen und mir zu helfen, viele Freundinnen sagten, dass die Mädels jederzeit am Nachmittag spielen kommen könnten. Trotzdem scheute ich mich davor, diese Angebote anzunehmen. Es war mir so wichtig, weiterhin autonom zu sein, weiterhin alles zu „schaffen", was man eben so schaffen muss. Ich hatte das Gefühl, wenn ich bei einem winzigen Detail loslasse, dann würde es bergab gehen. Dazu war „Mamasein" die einzige Aufgabe, die mir verblieben war. Was blieb noch, wenn ich mich um meine Kinder nicht mehr würde kümmern können? So habe ich mir in dieser Zeit sicher an manchen Tagen körperlich zu viel zugemutet, andererseits bewahrten genau diese Struktur und dieses Ich-kann-mich-nicht-hängen-lassen-Gefühl mich davor, psychisch tiefer in die Krise hineinzuschlittern.
Viele Menschen in meinem Umfeld sagten zu mir: „Du bist so

stark, ich könnte das nicht." Mir fiel der Umgang mit solchen sicher gut gemeinten Sätzen schwer. In der ganzen Zeit hatte ich sehr viele – oft widersprüchliche – Gefühle, aber STARK fühlte ich mich kaum. Die Krebsdiagnose zu bekommen zog mir den Boden unter den Füßen weg, warf mich im freien Fall bergab. Mit Behandlungsbeginn war es, als ob ein Karussell Fahrt aufgenommen hätte. Ich musste einsteigen, wenn ich eine Chance auf Heilung haben wollte, ich hatte gar keine Wahl. Die andere Option wäre kampfloses Sterben gewesen und das war nie in Frage gekommen. Das Karussell fuhr und fuhr und fährt auch heute immer noch, wenn auch vielleicht nicht mehr in Höchstgeschwindigkeit. Eine Möglichkeit zum Ausstieg gab und gibt es nicht, ganz egal wie ich mich dabei fühle. Damals fühlte ich mich nicht stark, sondern nur wie eine Passagierin; ich wollte nur durch diese Zeit kommen, nicht untergehen und mich selbst nicht komplett verlieren.

Immer noch wussten viele Menschen in meinem Umfeld – abgesehen von enger Familie, Freunden und ArbeitskollegINNen – nichts von meiner Krankheit. Mit Perücke sah man auf den schnellen Blick nichts. Und doch bemerkte ich schon früh, dass geredet wurde. Hinter meinem Rücken wurde getuschelt, bestimmt nicht mit schlechten Hintergedanken. Ich erfuhr, dass Menschen – oft andere Mütter, die es ganz sicher gut gemeint haben und ehrlich interessiert waren – meine Kinder ansprachen, wie es mir denn gehe, wie meine Behandlung aussehe. Das ging für mich gar nicht. Ich wollte nicht Thema von Gerüchten sein, ich wollte selbst kontrollieren, was und wie viel die

Menschen in meinem Umfeld erfuhren. Und auf gar keinen Fall wollte ich, dass meine Kinder mit Klatsch und Tratsch über ihre kranke Mutter konfrontiert waren. So entschied ich mich, den Brustkrebs öffentlich zu machen.

Der 1. Oktober ist seit vielen Jahren internationaler Weltbrustkrebstag. Der Tag erschien mir passend für diesen Schritt und ich veröffentlichte auf meinen Facebook- und Instagram-Accounts folgenden Text:

Heute ist der 1. Oktober. Ein wunderbarer Herbsttag kündigt sich an … morgens kalt, aber die Sonne hat noch Kraft und wird Nachmittag nochmal richtig wärmen. Heute ist auch Weltbrustkrebstag. In den letzten Jahren habe ich diesen Tag wohl wahrgenommen: die pinken Schleifen, die Produkte, die es im Brustkrebsmonat zugunsten von Pink Ribbon zu kaufen gibt. Ich fand es gut, fühlte mich aber nicht richtig betroffen.

Jetzt bin ich betroffen. Seit Sommer bin ich die eine von acht Frauen, die im Laufe ihres Lebens an Brustkrebs erkrankt. Die Tage der Diagnose haben sich tief in meine Erinnerung gegraben. Das Wissen, Krebs zu haben, katapultiert einen binnen Sekunden aus dem, was vorher das eigene Leben war. Und nun kämpfe ich den Kampf meines Lebens. Dankbar, dass ich in einem Land mit hervorragender medizinischer Versorgung lebe, getragen von Familie und Freunden, gehe ich Schritt für Schritt und hoffe, dass dieser Kampf am Ende gut ausgehen wird.
Warum ich das hier öffentlich schreibe? Weil es mir wichtig er-

scheint, darüber zu sprechen. Krebs betrifft so viele ... nur wenige sprechen darüber. Und weil Brustkrebs – früh erkannt – in vielen Fällen heilbar ist. Weil Vorsorge Leben retten kann: sich selbst abtasten, zur Früherkennung gehen, wachsam mit seinem Körper sein. Und dazu braucht es Bewusstsein. Dafür ist der Weltbrustkrebstag da. Und dafür braucht es Menschen, die darüber sprechen. Das tue ich heute und denke dabei an die vielen Menschen da draußen, die sich auch im Kampf befinden. Und auch an jene, die den Kampf verloren haben.
#pinktober #breastcancerawareness #fuckcancer #gofightwin

Dazu postete ich mein erstes öffentliches Glatzenfoto. Es hat mich viel Überwindung gekostet, dieses Bild von mir zu zeigen. Einfacher wäre es gewesen, hätte ich ein Perückenfoto verwendet oder überhaupt ein Symbolbild. Ich habe mir vorher lange überlegt, ob ich diesen Schritt gehen sollte, immerhin hatte das auch Auswirkungen auf mein Umfeld. Würde ich meinen Eltern und nahen Verwandten mit dem „Outing" weh tun? Mehr als notwendig? Würden die Menschen bei ihnen nachfragen oder meinen Umgang kritisieren? Sie hatten schon so genug Sorgen. Ich entschied mich, das Risiko in Kauf zu nehmen, informierte aber die mir nahestehenden Menschen vorher, damit sie vorbereitet waren.

Die Resonanz war enorm. Ich weiß nicht genau, mit welchen Reaktionen ich gerechnet hatte, aber nicht mit denen, die kamen. Ich erhielt unfassbar viele liebe, stärkende und Mut machende Worte. Viel Anteilnahme, die mir in dunkleren Stunden Kraft gab und auch heute noch gibt, wenn ich diese Postings wieder einmal lese. Letztlich war es für mich stimmig, an die Öffentlichkeit gegangen zu sein. Dieser Weg muss nicht für jeden Menschen passen, ich würde es wieder so machen, denke ich. Natürlich gab es auch weniger angenehme Auswirkungen des „öffentlichen Krebses". Ich bekam Zuschriften, die ... Wie drücke ich das jetzt am besten aus? ... schwierig waren: Es gab Menschen, die mich davon überzeugen wollten, dass ich sofort die Chemotherapie abbrechen sollte. Dass die Chemotherapie mich umbringen würde und Marillenkerne mich garantiert heilen würden (Echt jetzt? Marillen?). Ich bekam eine Handvoll (mindestens) Kärtchen von Naturheilern, Akupunkteuren, alternativen Krebskliniken, Schamanen und vielem mehr. Es ist gut möglich, dass die eine oder andere Adresse tatsächlich hätte hilfreich sein können, Fakt ist aber, dass ich gar nicht die Kraft hatte, mich damit auseinanderzusetzen. Meine Tage waren gespickt mit Terminen im Krankenhaus und den Rest der Zeit versuchte ich einfach zu funktionieren.

Die Entscheidung für die Chemotherapie und damit die Schulmedizin war für mich von Beginn an eine völlig klare. Nicht eine Sekunde hatte ich darüber nachgedacht, mich alternativ behandeln zu lassen oder selbst herumzudoktern. Ich bin überzeugt, dass es viele Möglichkeiten – vor allem aus der Natur – gibt, die man einsetzen kann, um Heilung zu unterstützen oder Nebenwirkungen zu lindern. Mit diesen Möglichkeiten war ich aber als Patientin schnell überfordert. Es gibt wahnsinnig viele Angebote, alle versprechen Unglaubliches. Und alle kosten unfassbar viel Geld. Manche davon sind in Kombination mit einer Chemotherapie sogar kontraproduktiv und können deren Wirkung abschwächen. Letztlich blieb ich bei der Kinesiologie und den Nahrungsergänzungsmitteln, die nachgewiesen einen Nutzen haben und auch nicht schaden können. Ich weiß nicht, ob diese zwei Faktoren einen Unterschied gemacht haben, aber beide haben mir subjektiv gutgetan. Und ich hatte dadurch das Gefühl, auch aktiv etwas tun zu können, nicht nur „geschehen zu lassen". Für mehr hätte ich schlicht auch nicht das Budget gehabt. Ist man längerfristig krank, bekommt man zum Glück Krankengeld. Das ist toll und ich bin sehr dankbar, dass ich dadurch halbwegs abgesichert war. Trotzdem ist das Krankengeld erheblich weniger, als ich vorher verdient hatte. Alternative Heiler wären budgetär einfach nicht drin gewesen, ohne dass wir als Familie zur gesundheitlichen auch noch in eine finanzielle Krise gerutscht wären.

Ich bekam also sehr viel positives Feedback, aber leider auch ein paar Reaktionen, die mich eher verstört haben. Entfernte Bekannte zum Beispiel, die mir plötzlich etwas verkaufen wollten, weil „ich mir jetzt Gutes tun sollte, GERADE in dieser Situation" und sie bei ihrem MLM-Marketing mit mir etwas verdienen wollten. Das hat mich fast am meisten getroffen. Zuerst bekam ich nur auf Facebook plötzlich Werbung für Krebsversicherungen angezeigt. Nun gut. Algorithmus und so, das weiß man ja. Auch wenn es für den Abschluss so einer Versicherung ohnehin zu spät gewesen wäre. Aber dass Menschen, die mich kennen, Profit aus meiner Situation schlagen wollen, hat mich dann doch verstört.

Kürzlich habe ich in den Chats mit meinen Schwestern gescrollt; viele Details verschwimmen ja in der Vergangenheit ein wenig. Da habe ich folgenden Eintrag gefunden: *Heute hat A. mich beim Einkaufen angesprochen. „Eigentlich siehst du eh total gut aus. Gar nicht so krank."* Was antwortet man auf so einen Satz? Ich hatte den Krebs ja nicht im Gesicht. Und natürlich habe ich oft Make-up verwendet, vor allem auch um mich besser zu fühlen. Manche Mitmenschen hatten vielleicht erwartet, dass ich sterbend aussehe. Jemand anders hat mir eine Nachricht geschrieben, dass es ihm so schlecht gehe und *„... ich muss jedes Mal fast weinen, wenn ich dich sehe"*. Das tat mir natürlich leid, wenn ich andere zum Weinen brachte. Aber war nicht ich die, die Grund zum Weinen gehabt hätte? War ich jetzt schuld daran, wenn es jemand anderem schlecht ging? Ich wollte nicht auch noch mir fast fremde Menschen via WhatsApp trösten müssen. Ein anderer Bekannter machte sehr offensichtlich ein Foto von mir. Ungefragt. Was genau er damit getan hat, weiß ich nicht; ich denke, er wollte bildlich festhalten, dass ich mit Perücke eh nicht so schlecht aussehe. Warum ich das damals nicht direkt angesprochen habe, weiß ich gar nicht. Irgendwie fehlte der Mut zur Konfrontation. Hätte er mich gefragt, hätte ich das Foto wahrscheinlich auch erlaubt. Wie es jedoch abgelaufen war, war gelinde gesagt seltsam. Aber letztlich waren das Nebenschauplätze, über die ich – meistens – mit Humor hinwegsehen konnte. Natürlich trafen manche Aussagen persönlich, aber letztlich habe ich es ganz gut weggesteckt. Überwiegend war ich sehr froh, dass ich so offen mit der Krankheit umgegangen war, weil ich enorm davon profitierte. Phasenweise hatte ich mich getragen gefühlt von den Menschen um mich herum, von den virtuellen genauso wie von den „echten" in meinem Leben.

Gegen Anfang Oktober gab es mehrere Veränderungen an mir und meinem Körper. Zum einen begannen langsam die restlichen Haare auszugehen. Auch meine Augenbrauen verließen mich langsam, eine nach der anderen, meine Fingernägel begannen sich unschön zu verfärben. Die Haut sah auch anders aus. Ich kann es schwer beschreiben. Sie wurde viel weicher, als hätte das Bindegewebe nachgelassen, und sie wurde wahnsinnig trocken. Ich konnte gar nicht so viel Bodylotion und Feuchtigkeitscremes verwenden, wie meine Haut benötigte. Dazu kam, dass ich den Geruch vieler Pflegeprodukte nicht mehr ertragen konnte. Für die Augenbrauen hatte ich einen Plan: Ich hatte mir im Internet Augenbrauen zum Aufkleben bestellt. Ursprünglich fand ich die Idee grandios. Überaus talentiert in Sachen Schminken bin ich nämlich nicht und es ist gar nicht so leicht, Augenbrauen zu malen, wenn man so gar keinen Anhaltspunkt hat, wo sie hingehören, weil überhaupt keine eigenen mehr da sind. Aber noch hatte ich ein paar wenige Härchen und darum erst für den Ernstfall dann die Klebebrauen. So war es gedacht. Im Internet wurden sie mit „sehr natürlich" beschrieben – ich erinnere mich ganz genau – und darum bestellte ich dieses Modell, ich wollte ja nicht auf den Broadway damit. Als die bestellten Brauen dann ankamen, schwankte ich zwischen Verzweiflung und endlosem Lachkrampf. Diese Augenbrauen waren **FURCHT-**

BAR. Ich sah grauenhaft aus. „Natürlich" wären sie wohl nur für Donald Trump gewesen; niemand hätte den Unterschied zu seinen echten Brauen bemerkt. Nun hat Donald Trump wohl viele Anhänger, warum auch immer, aber die wenigsten werden ihn wohl wegen seines Aussehens so bewundern. Habe ich zumindest noch nie gehört. „Du, der Trump, was ist das für ein schöner Mann! Und die Augenbrauen erst!" Nein, dann doch eher ohne Brauen. Eine Weile habe ich sie noch aufbewahrt – ich dachte, vielleicht könnte man sie für eine Bad-Taste-Party noch gut verwenden –, aber mittlerweile sind sie meiner Entrümpel- und Wegwerfneigung zum Opfer gefallen. Es war hinausgeschmissenes Geld wie auch das für die Klebewimpern, die ich ebenfalls bestellt hatte und mit denen ich überhaupt nicht zurechtkam. Die sahen aus, als hätte ich tote Fliegen an den Augen kleben. Keine besonders schönen toten Fliegen, eher die B-Ware. Auch das Projekt Wimpern gab ich also rasch wieder auf und musste für die Zukunft mit Eyeliner und Augenbrauenstift zurechtkommen. Das wenigstens konnte ich einigermaßen.

Pünktlich zur vierten Chemotherapie wurde wieder eine Kontrolluntersuchung gemacht. Ich war angespannt und schlief die Tage davor schlecht. Jetzt würde sich zeigen, ob ich eine Chemoresistenz[18] hatte. Und dann? Was dann passieren würde, war mir immer noch nicht ganz klar. Morgens checkte ich ganz nor-

18 Wenn der Tumor sich trotz Therapie nicht zurückdrängen lässt oder gar weiterwächst, spricht man von Chemoresistenz.

mal im Krankenhaus ein, bekam den Port gestochen und Blut abgenommen, alles wie immer. Dann ging es nach oben in die Brust-Ambulanz, wo der Ultraschall stattfinden sollte. Wieder fand ich die Stimmung im Wartebereich sehr bedrückend. Ich saß da und mit dem Portschlauch beim Schlüsselbein war deutlich sichtbar, dass ich diesmal nicht nur zur Kontrolle hier war. Ich fühlte mich beobachtet. Als offensichtlich Krebserkrankte war ich in dieser Abteilung für die anderen Wartenden der Worst Case. Dachte, jeder würde mich sehen und denken: „Bloß das nicht!" Von den Menschen, die hier saßen, wusste ich nur, dass sie entweder Krebs gehabt hatten oder Angst davor, ihn zu haben. Und ich mittendrin – zwischen den Menschen und in der Therapie.

Diesmal war das Glück auf meiner Seite. Der Radiologe freute sich wohl selbst auch, dass er verkünden konnte: „Der Tumor ist kleiner geworden." Er war von ursprünglich elf Millimetern auf sieben Millimeter geschrumpft. Das sind läppische vier Millimeter – aber sie haben mir so viel bedeutet! Meine Facebookgruppen-Freundinnen haben mir dann gleich ausgerechnet, wie viele Prozent das sind, wenn man den Tumor dreidimensional berechnet (Ich Mathematikgenie habe das bis heute nicht ganz verstanden, aber es hörte sich toll an!). Außerdem waren weiterhin keine Lymphknoten auffällig, das hieß, der Tumor hatte in der Zwischenzeit auch keinen Unsinn gemacht und nicht gestreut. An diesem Punkt – nach acht Wochen und vier Chemotherapiezyklen – hatte ich meinen Beweis, dass die Therapie wirkte. Und dass es sich auszahlte, das alles durchzuhalten. **Sie**

WIRKTE. SIE WIRKTE!

Allerdings waren auch die Nebenwirkungen mehr geworden. Mittlerweile konnte ich an Chemotagen im Krankenhaus nichts mehr essen, weil mich der Geruch so anwiderte. Die Bettwäsche auf der Chemostation, die eigentlich keinen richtigen Eigengeruch hat, konnte ich auch nicht mehr riechen, es hat mich so geekelt. Ich musste eine dicke Strickweste darüberlegen, damit ich sie nicht mehr roch. Mein Duschgel, so herrlich mit Zitronengrasduft – ich konnte es nicht mehr verwenden. Es war fast ein wenig wie in den Schwangerschaften, nur tausendmal schlimmer. Was mich richtig nervte, war, dass auch kein Kaffee mehr ging. Als bekennender Kaffee-Junkie war das furchtbar für mich. Zum Glück ist mir dieser Ekel nicht geblieben und mit Stand heute kann ich wieder ganz genussvoll Kaffee trinken! Letztlich glaube ich, dass es nicht nur der kaputte Magen war, sondern auch meine Psyche, die mir hier einen Streich gespielt hat. Irgendwie hatte mein Gehirn die Chemotherapie und die umgebenden Gerüche gespeichert und miteinander verknüpft – und dann ging plötzlich nichts mehr. Meine Schwester brachte mir ätherische Öle mit Duftdiffusor, mit denen ging es dann besser. Außerdem halfen die Akupressurbänder für die Handgelenke – auch von meiner Schwester – ganz gut. Aber das Hirn spielt schon seltsame Stücke. Auch heute noch, wenn ich intensiver an die Chemotherapie denke, bekomme ich einen seltsamen Geschmack im Mund und mir wird flau. Ich versuche, das nicht zu oft zu tun. In dieser Zeit hatte ich auch ständig Augenentzündungen. Meine Augen liefen fast durchgehend, als würde ich weinen. Tränen auf den Wangen den halben Tag lang. Ich war so genervt davon, es sah ja auch seltsam aus und machte Schminken unmöglich. Unzählige Augentropfen, -cremes und -gele hatte ich versucht, aber nichts half wirklich. Erst als diese erste Chemoetappe vorbei war, wurde das langsam besser.

Ansonsten verlief die vierte Chemogabe recht ereignislos und ähnlich wie die drei davor. Bei der Visite kam diesmal wieder meine Dr. G. und gab mir die endgültig fixe Zusage für das Carboplatin – es wurde wohl bei meiner Tumorkonferenz bewilligt. Gleichzeitig teilte sie mir mit, dass sich das Protokoll damit geändert habe. „Sie bekommen jetzt zwölfmal im wöchentlichen Abstand Paclitaxel, gemeinsam mit Carboplatin." Paclitaxel ist ist so ähnlich wie das ursprünglich geplante Mittel, dieser Wechsel war mir also egal. Bei der Zahl 12 musste ich allerdings schlucken: Jetzt würde der gesamte Chemozyklus, der ursprünglich für 16 Wochen angelegt war, 20 Wochen dauern. Aber dafür bekam ich Carboplatin! Darüber war ich glücklich, mit dem Rest musste ich wohl leben. Ich rechnete mir also aus, dass ich am 23. Dezember mit der Chemotherapie fertig sein würde, und freute mich total darüber. Weihnachten wäre ich durch damit – mein neues Ziel stand fest!

Ein neues Chemoprotokoll

„Also ich nehm ja Kurkuma. Und sieh mich an, ich hab keinen Krebs."
„Ich kann zu dem Treffen nicht kommen. Immer wenn ich dich sehe, muss ich so weinen."
„Du siehst SO gut aus. Gar nicht wie todkrank."
(Krebs-Weisheiten, 2019)

Nach zwei Wochen Pause fand ich mich also Anfang Oktober wieder im Klinikum ein. Es war das übliche Prozedere aus kurzer Untersuchung, Blutabnahme, Port-Stich und viiiiiel Warten. Dann kam die Chemotherapie. Ich war ein wenig nervös, immerhin wusste ich nicht, wie ich die neuen Medikamente vertragen würde. Andererseits spürte ich aber auch eine Art Hochgefühl, immerhin hatte ich den ersten Teil ganz gut überstanden. Auch wenn ich schlechte Tage hatte, waren vor allem in der zweiten Woche, der Erholungswoche, viele gute Tage dabei gewesen. Und das allererste Etappenziel hatte ich damit erreicht.

Nachdem die Vorlaufmedikamente durchgelaufen waren, wurde Paclitaxel angehängt. Gleich der erste Schreck: Das Mittel hatte eine vorgeschriebene Durchlaufzeit von drei Stunden. Für einen halben Liter. Da würde ich mit allen Zwischenspülungen und dem Carboplatin fast sechs Stunden dran hängen – und es war schon früher Nachmittag! Paclitaxel ist hochwirksam, allerdings auch hochtoxisch. Bei der Gabe kommt es öfter zu allergischen Schocks, daher muss das Mittel wirklich langsam verabreicht werden. Das hatte ich nicht gewusst und ich war zugegeben total genervt davon. Jetzt musste ich schon jede Woche kommen, und dann sollte noch der ganze Tag bis in den Abend hinein für die Chemo draufgehen? Aber es half nichts. Und ich hatte es so gewollt. Unerwünschte Verzögerungen gab es oft auch, weil die Pflegenden auf unserer Station einfach total überlastet waren. Wir mussten häufig während der Chemogaben läuten, damit die diversen Infusionsbeutel ausgewechselt und umgestöpselt wurden. Nicht selten hat es bis zu 15 Minuten gedauert, bis nach dem Klingeln jemand kam. Das lag nicht am Unwillen der Krankenschwestern, sie waren einfach all die Monate, die ich auf diese Station kam, chronisch unterbesetzt. Chemotherapien dürfen auch nicht von jeder Schwester verabreicht werden, dafür bedarf es einer Zusatzausbildung und das war manchmal ganz schön (personal-)knapp. Oft sind sie nur gerannt, wenn viele Frauen gleichzeitig zur Chemo da waren. Trotzdem waren die allermeisten von ihnen gut gelaunt, empathisch und hatten fast immer ein nettes Wort übrig. Meine Hochachtung vor dem tollen Pflegepersonal auf dieser Station!

So kam ich an diesem ersten Tag der neuen Chemo erst kurz vor sieben Uhr abends nach Hause. Elf Stunden im Krankenhaus ... nur für ein paar doofe Infusionsbeutel. Meine Kinder waren schon müde und auch nicht mehr gut gelaunt vom Warten. Ich war erledigt. Körperlich und mental hatte mich dieser Tag fertiggemacht. Um diese Uhrzeit konnte ich nicht einmal mehr meine Medikamente von der Apotheke abholen, die sperrte ja um 18 Uhr zu. Zu allem Übel hatte ich an diesem Tag noch erfahren, dass ich mir nun ab sofort jede Woche Spritzen zur Anregung der Bildung weißer Blutkörperchen setzen musste. Es waren also nicht mehr die Depotspritzen, die ich schon kannte und von denen eine am Tag nach der Chemo reichte. Ab sofort musste ich Filgrastim spritzen, und zwar jeweils vier Tage lang. Was für ein Mist! Ich hatte das Spritzen vorher schon gehasst, aber mit einer Spritze alle zwei Wochen war ich halbwegs zurechtgekommen. Jetzt jede Woche vier Mal? Half aber nichts! Wenn es sein musste, war es eben so.

Am Tag nach der ersten wöchentlichen Chemo ging es mir – wie schon bei den anderen Medikamenten – relativ gut. Ich denke, dass es oft das Cortison war, das da nachgewirkt hat. Ich war guter Hoffnung, dass mit der neuen Chemo alles besser werden würde. Am Abend setzte ich mir die erste der neuen Spritzen und ging schlafen. Als ich am nächsten Morgen aufwachte, fühlte ich mich, als wäre ein Lastwagen über mich drübergefahren. Ich hatte unfassbare Gliederschmerzen, die Knochen taten weh, der ganze Körper tat weh. Ich konnte nicht einmal einen BH tragen, weil die Nähte so wahnsinnig auf den Rippen schmerzten. Jetzt im Nachhinein ist mir bewusst, wie seltsam sich das anhört, aber es war tatsächlich ein Schmerz, den ich von vorher nie gekannt hatte. Gleichzeitig stellte sich eine Müdigkeit ein, die alle Dimensionen überschritt. Eine körperliche Erschöpfung, die jede Aktivität unglaublich erschwerte. Schon eine halbe Stunde nach dem Aufstehen war ich verzweifelt und wusste nicht, wie ich den Tag überstehen sollte. Sofort als die Kinder in der Schule waren, legte ich mich hin und verbrachte den ganzen Vormittag auf der Couch. Nachmittags versuchte ich mich zusammenzureißen, nur um am Abend wieder völlig fertig sehr früh schlafen zu gehen. Der nächste Tag, Donnerstag, verlief ähnlich. Einen Aufwärtstrend gab es erst am Freitag. Da ließen die starken Schmerzen nach und ich hatte das Gefühl, dass wieder ein wenig Leben in mich zurückkehrte. An den beiden Tagen fühlte ich mich wie ein Zombie; das war nur irgendwie „Überleben". Und doch wollte ich mich nicht zu viel beschweren, immerhin war ich es gewesen, die genau diese Medikamentenkombination haben wollte; ich hatte das Gefühl, ich hätte mein Recht zu jammern damit verwirkt. Positiv war, dass die Übelkeit bei dieser Kombi wesentlich geringer war. Ich musste weniger Tabletten nehmen.

In der darauffolgenden Woche – Chemo Nr. 6 – fragte ich die Ärzte, woran es denn liegen könne, dass es mir so unglaublich schlecht gegangen war. Meine Onkologin meinte, es könne sein, dass ich das Filgrastim nicht gut vertrug, oder irgendein Füllmittel, das der Spritze zugesetzt war. Sie verschrieb mir für diese Woche ein anderes Präparat – zwar derselbe Wirkstoff, aber in anderer Zusammensetzung. Und siehe da, es ging mir besser. Nicht gut, aber besser. Ich war so froh! In der ersten Woche hatte ich Angst gehabt, ich würde das nicht schaffen, wenn es so bliebe. Jetzt schöpfte ich wieder Mut, dass diese zwölf Wochen doch irgendwie zu bewältigen wären.

So verliefen die nächsten Wochen im Oktober mit je einer Chemotherapie. Rundherum war viel zu tun, vor allem auch mit meinen Kindern. Herbst ist in der Schule bekanntermaßen Hochbetrieb. Außerdem hatte ich ganz viel vor; ich wollte basteln und nähen, wie ich das schon vor der Krankheit gern getan hatte. Ich bemerkte aber, dass ich speziell fürs Nähen überhaupt keinen Nerv mehr hatte. Auch gebastelt habe ich ein wenig; ich brauchte für alles sehr lange und es hat zugegebenermaßen nicht so viel Freude gemacht wie sonst. Das lag auch an den Auswirkungen der Chemo auf meine Hände, die waren auf Grund der Nervenschädigungen kraftlos und schmerzten manchmal. Und ich hatte viel weniger Gefühl in ihnen; einmal fiel mir völlig grundlos ein Glas aus der Hand. Das machte auch das Basteln schwieriger. Ich hatte damit begonnen, Weihnachtsgeschenke vorzubereiten, und irgendwie schlich sich öfter der Gedanke ein: „Was, wenn das meine letzten selbstgemachten Geschenke sind?" Nicht schön. Da war die vorweihnachtliche Stimmung dann schnell im Eimer. Nachmittags versuchte ich immer noch, für meine Kinder da zu sein. Wir gingen viel nach draußen. Schon seit der dritten Chemotherapie konnte ich nicht mehr joggen gehen, weil meine Kondition das nicht mitmachte. Aber ich ging weiterhin spazieren. Mein Puls war zwar recht schnell bei 160 – und das bei „nur gehen" –, aber die tägliche frische Luft tat mir und meinem Kreislauf gut. Es war auch wichtig, körperlich etwas zu tun; mittlerweile bemerkte ich deutlich, dass meine Muskeln abbauten und meine Kraft schwand.

Es gab eigentlich keine bahnbrechenden Vorkommnisse in dieser Phase. Ich war von der Dauer der einzelnen Chemotherapien jeden Montag aufs Neue genervt: Für so wenig effektive Chemozeit ging meist ein ganzer Tag drauf. Noch dazu konnte ich ab der siebten Chemogabe dann auch in meinem Krankenbett nicht mehr gut schlafen, weil plötzlich beim Paclitaxel alle 15 Minuten mein Blutdruck gemessen werden musste. Warum das nicht von Beginn an so war? Ich weiß es nicht. Ich nehme an, es wurde einfach vergessen. Recht schnell nach der zweiten oder dritten Gabe Paclitaxel/Carboplatin begann mein Blutbild sich zu verschlechtern. Die Zahl der roten Blutkörperchen sank kontinuierlich, die weißen hatte ich dank der Spritzen noch halbwegs im Griff.

Am 11. November stand wieder eine Ultraschallkontrolle auf dem Plan. Wie immer war ich ziemlich nervös; an Gefühlsmischung aus Angst und Nervosität kann man sich wohl auch nicht wirklich gewöhnen. Nach der Kontrolle schrieb ich meinen Schwestern im WhatsApp-Chat: *„Mein blöder Arschtumor ist übrigens nur um genau einen Millimeter kleiner geworden. In einem Monat.* **DANKE FÜR NIX, KREBS.**" Sehr viel mehr gab es dazu nicht zu sagen. Es war mir in den letzten vier Wochen wirklich nicht gut gegangen. Ich hatte so viel ausgehalten und hatte so viel Hoffnung in diese Chemokombi gesetzt. Und ein Millimeter Verkleinerung war einfach **NICHTS**. Das hätte auch ein Messfehler im Ultraschall sein können. Die Angst, dass die Chemo gar nicht anschlägt, kam plötzlich mit voller Wucht zurück. In meiner Facebookgruppe wurde mir Mut gemacht. Oft sei es so, dass man im Ultraschall nur noch Narbengewebe sehe. Oft würden Messfehler gemacht. Es könne durchaus sein, dass der Tumor trotzdem auf die Behandlung anspricht. Bloß fiel es mir sehr schwer, daran zu glauben.

An diesem 11. November war es auch, dass ich zum ersten Mal eine Chemotherapie ausfallen lassen musste. Ich hatte eine gravierende Thrombopenie, einen Mangel an roten Blutkörperchen im Körper. Die Chemotherapie griff also nicht nur meinen Tumor an (was sie ja ohnehin nicht zufriedenstellend tat), sondern auch mein Blut. Das erklärte, warum ich mich so schlapp fühlte. Die Onkologin erklärte mir, dass es gefährlich sei, bei diesem Blutbild die Chemotherapie weiterhin zu verabreichen. Bei weiterem Abfall der Blutkörperchen könne es zu inneren Blutungen kommen.

Es war schwierig, ausreichend Informationen zu bekommen. Was ich in dieser Zeit oft vermisst habe, war ein „richtiges" Arztgespräch. Die Ärzte kamen schon gestresst zur Visite, man hatte dann ungefähr eine Minute Zeit für die 1000 Fragen, die man stellen wollte, und immer hörten die anderen PatientINNen mit, weil die ja im selben Raum lagen. Dazu hatte ich oft jede Woche einen anderen Arzt oder eine andere Ärztin und nicht immer wussten die, was in der Woche zuvor besprochen und vereinbart worden war. Dr. F., der die Diagnose gestellt hatte, sah ich erst nach sechs Monaten kurz vor der Operation wieder. Die Onkologen wechselten sehr häufig, oft wöchentlich. Die Breast Care Nurse, die sich als Ansprechpartnerin und vielleicht auch Vermittlerin gut geeignet hätte, war hoffnungslos überlastet. In vielen Situationen fühlte ich mich sehr alleine. Und die meisten meiner Fragen wurden nicht im behandelnden Brustzentrum beantwortet, sondern von mir völlig fremden Personen im Internet. Das sollte so nicht sein, finde ich. Ich hätte mir gewünscht, dass sich hin und wieder jemand Zeit genommen und mit mir gesprochen hätte. Was es bedeutet, wenn der Tumor nicht kleiner wird. Welche Optionen ich dann habe. Wie es mir während der Therapie geht. Aber letztlich war ich eine Nummer. Eine Brustkrebs-Nummer. Zuerst eine von acht Betroffenen, jetzt eine von ? wie vielen? Patientinnen während der Chemotherapie. Der Tag war also total für die Tonne. Es war schon Nachmittag, als ich nach Hause kam – trotz ausgefallener Chemo –, und psychisch war ich am Tiefpunkt.

Aber schon am nächsten Tag hatte ich mich wieder gefangen. Eine Woche Pause würde ich verkraften! Ich wäre zwar nicht Weihnachten mit der Chemotherapie fertig, aber immerhin einen Tag vor Silvester. Also chemofrei ins neue Jahr! Diese Woche war dann eigentlich eine recht gute. Es ging mir nicht schlecht, ich musste nicht spritzen (hatte extra bei der Ärztin nachgefragt, ob ich weiterspritzen solle, und sie hatte verneint), hatte keine Nebenwirkungen. Fast fühlte sich die Woche wie Urlaub an, Therapie-Urlaub. Ich genoss sie und ging sogar mit meinen Cousinen ins Kino, das war richtig toll. Ein fast normaler Abend.

Frohen Mutes ging ich also in der darauffolgenden Woche wieder ins Krankenhaus, in der Hoffnung, dass die Thrombozyten sich erholt hätten. Nach – wie immer – langem Warten dann der Schock: Die roten Blutkörperchen waren anständig angestiegen. Sie hätten völlig ausgereicht, um wieder Chemo zu geben. Aber jetzt waren die weißen Blutkörperchen in den Keller gerasselt. Viel zu niedrig. Ich hatte ja auch in der Vorwoche nicht gespritzt, wie mir vorgeworfen wurde. Da war ich dann echt grantig – immerhin hatte ich extra nachgefragt. Aber damals hatte ich wieder mit einer anderen Ärztin gesprochen und die von dieser Woche wusste darüber nicht Bescheid. Wieder wurde ich am frühen Nachmittag unverrichteter Dinge nach Hause geschickt. Ich war verzweifelt, fühlte mich hilflos und auch ein wenig zornig ob der gegensätzlichen Aussagen der verschiedenen Ärzte. Ich hatte das Gefühl, dass dieser Ausfall vermeidbar gewesen wäre.

Und jetzt? Was hieß es, wenn die Therapie so oft ausfiel? Einmal war kein Problem, das wusste ich schon. Aber zweimal hintereinander? Wo der Tumor doch ohnehin schon so schlecht reagierte. Und was, wenn sich mein Blut gar nicht mehr erholte? Niedrige Leukozyten bedeuten meist, dass das Immunsystem nicht sehr gut funktioniert. Es kam also, wie es kommen musste: Ich fing mir in dieser Woche eine ordentliche Verkühlung ein. Ich war zwar nie viel außer Haus, aber mit schulpflichtigen Kindern konnte ich mich gar nicht zu 100 Prozent schützen. So musste ich also auch für die nächste Woche wieder zittern – krank bekommt man nämlich auch keine Chemo. Das wird anhand der Entzündungswerte im Blut entschieden.

Neue Schwierigkeiten anderer Art gesellten sich außerdem dazu: Die Filgrastim-Spritzen, die ich alternativ verordnet bekommen hatte (und mit denen es mir so viel besser ging als mit den ersten), waren in Österreich nicht mehr lieferbar. Man hätte sie aus Deutschland bestellen können, dafür bekam ich aber von der Krankenkasse keine Bewilligung, weil sie wohl um wenige Euro teurer waren. So musste ich auf die alten Spritzen zurückgreifen, und dementsprechend ging es mir auch in dieser Woche. Sehr starke Schmerzen am ganzen Körper, ich war mit den erlaubten Schmerzmitteln tagelang auf Anschlag. Gleichzeitig brauchte ich viel Energie, um mit Krankenkassen, der Apotheke, den ÄrztINNen zu telefonieren, um das Medikament zumindest für die Zukunft wieder bewilligt zu bekommen. Dazu kam, dass die Chemo jetzt eine Woche länger dauern würde. Nicht nur dass ich damit mein Ziel, 2019 fertig zu werden, klar nicht mehr schaffen würde, beide meiner Kinder haben Anfang Jänner Geburtstag. Zu Beginn der Therapie hatte ich ihnen naiverweise ein tolles Geburtstagsfest versprochen, mit allem Drum und Dran. Ich war sicher gewesen, dass sich das alles ausgehen würde. Wieder ein Versprechen, das ich gebrochen habe.

Psychisch waren diese Wochen eine Art Tiefpunkt. In meinem Tagebuch schrieb ich **„Ich bin krebsmüde“**. Und so war es auch. Nicht nur ich, auch alle Beteiligten – mein Mann, meine Eltern, meine Schwestern –, die mich so viel unterstützten. Wir alle waren satt vom Krebs, von den Fahrten, von den Diskussionen, den Ängsten, dem Hinzittern jede Woche. Und doch lag noch so viel vor mir.

Ich hatte Glück. Nach zwei Wochen Pause ging es mit meiner Chemotherapie weiter. Auch wenn ich immer noch nicht wusste, ob sie wirkt, war ich froh, wieder etwas tun zu können. Wieder gelang es mir, aus dem Loch zu krabbeln und weiterzumachen. Außerdem hatte ich zwei Erfolge zu verzeichnen: Nachdem ich die potenziell allergiegefährlichen Paclitaxel-Infusionen jetzt schon einige Male gut vertragen hatte, durften sie schneller verabreicht werden. Anstatt in drei Stunden liefen sie jetzt in einer Stunde durch, und es ging mir gut damit. Damit kam ich an den Abenden wieder früher nach Hause. Dazu war mir das andere Spritzen-Medikament doch noch bewilligt worden. Es waren viele Diskussionen und Bitten nötig gewesen, aber ich bekam wieder die Spritzen – jetzt aus Deutschland –, mit denen es mir wesentlich besser ging.

Das letzte Chemo-Kapitel

„Du bist so stark. Also ich könnt das ja nicht."
„Die Tante meiner Cousine der Schulfreundin meiner Schwester, die hat ja eine ganz andere Chemo bekommen. Bist du sicher, dass das richtig ist?"
„Ich hab da ja auch immer solche Probleme. Bei jeder Periode spannen meine Brüste so arg."
(Krebs-Weisheiten, 2019/2020)

Nach der achten der wöchentlichen Chemos – also nach zwölf insgesamt – konnte ich endlich richtig bergab zählen. Mental gab es mir enormen Auftrieb, dass nur noch vier Chemotherapien übrig waren. Vier Wochen – das würde ich schaffen! Oder? Es gab zwar immer wieder kleinere Pannen – vergessene Vor-Medikamente oder auch ein junger Arzt, der mir das Rezept für die Spritzen nicht ausstellen wollte, weil er meinte, ich würde mir die unterschiedlich starken Nebenwirkungen nur einbilden –, aber ich fühlte mich wieder stärker. Die ungewollte Pause hatte mir doch gutgetan. Dazu war der Dezember gekommen und in der Adventszeit fühlte ich mich psychisch viel besser als im trüben November. Die Vorweihnachtsfreude meiner Kinder steckte auch mich an. Ich konnte die Nikolausfeier meiner Kleinen in der Schule begleiten, außerdem hatte ich mit unserer schlimmen Weihnachtselfe Elfie (wer sich dafür interessiert, möge „Elf on the Shelf" in die Suchmaschine eingeben) viel zu tun.

Am 16. Dezember war wieder eine Ultraschalluntersuchung fällig, der ich wie immer mit sehr gemischten Gefühlen entgegensah. Ich hoffte so sehr, dass der Radiologe sagen würde: „Frau

Racz, alles weg!" Und wusste gleichzeitig, dass die Wahrscheinlichkeit dafür nach dem bisherigen Verlauf verschwindend gering war. In meinem Befund vom 16. Dezember steht Folgendes: *Der Tumor links lateral an der Quadrantengrenze. Die maximale Tumorausdehnung heute bei etwa sieben Millimeter haltend. Die Läsion nicht mehr so gut abgrenzbar wie zuletzt, wirkt etwas aufgelockert. Weiterhin kein Hinweis auf pathologische axilläre Lymphknoten.* Meiner Familie habe ich das im Chat so erzählt: *„Hab grad Kontroll-Ultraschall gehabt. Zum ersten Mal wirklich gute Nachrichten: Der Tumor beginnt sich aufzulösen. Lässt sich nicht mehr so gut vermessen, weil nicht mehr klar abgrenzbar – bisher war er immer ein deutliches Kugerl. Ich bin sooo froh. Die Chemo wirkt doch. (Ich hab nicht mehr daran geglaubt)."* Ja! Das war eine unerwartete Wendung und ein wirklich tolles Gefühl. Der Tumor schrumpfte also nicht wirklich, zeigte aber Auflösungserscheinungen. Die Chemo schlug an, also war es richtig, was wir da taten, die Ärzte und ich. Nicht nur ein Stein, ein Gebirge fiel mir vom Herzen.

In der Woche darauf, am 23. Dezember, war die letzte Chemotherapie vor Weihnachten. Es war ein seltsames Gefühl. Auf der Station waren nur noch wenige PatientINNen, weil so knapp vor Weihnachten eher wenige geplante Operationen stattfanden. Ich hatte Glück und war mit meinen zwei Lieblings-Mitpatientinnen im Zimmer und wir machten uns den Vorweihnachtstag richtig schön. Wir hatten Geschenke füreinander vorbereitet und jemand hatte sogar Kekse mitgebracht. Eigentlich völlig absurd, diese Weihnachtsstimmung auf der Krebsstation, aber wir hatten gemeinsam schon so viel mitgemacht und befanden uns alle in der gleichen Situation. Es war schön.

Der Heilige Abend war der erste Tag nach der Chemo; ich hatte also das Glück, dass es mir zu Weihnachten dank Cortison noch recht gut ging. Vormittags war ich mit meinen Schwestern und den Kindern ausgiebig frühstücken, eine liebgewordene Tradition bei uns. Wie war ich froh, dass ich es geschafft hatte, auch in diesem Jahr hinzugehen! Den Weihnachtsabend selbst verbrachten wir mit meinen Eltern und Schwestern. Ich hatte viel Angst davor gehabt – Angst, dass meine Emotionen mich überrennen würden, dass die Stimmung gedrückt sein könnte oder dass meine Kinder kein schönes Weihnachtsfest haben würden. Die Angst war komplett unbegründet. Ja, es war für mich ein anderes Fest als die Jahre zuvor. Aber ich konnte die Familie sehr genießen, die magische Atmosphäre, das Festliche. Das Bewusstsein und die Dankbarkeit für die Dinge und Menschen, die da waren, war übermächtig. Weihnachten war gefühlt viel ruhiger, aber auch viel intensiver als in den Jahren zuvor. Vielleicht näher am Kern des Festes an sich, weil der ganze sonst übliche Stress weggefallen war. Am 25. Dezember folgte der schon bekannte und übliche Einbruch. Inzwischen war ich darauf eingestellt, außerdem hatte mein Mann Urlaub und konnte dadurch viel von mir abfangen.

Neue Nebenwirkungen hatten sich aufgetan. Mittlerweile hatte ich oft Nasenbluten, was einerseits am Blutbild und andererseits an den kaputten Schleimhäuten lag. Dumm war nur, dass das

Blut einfach zu laufen begann, ohne irgendwelche Vorzeichen. Einmal ist das beim Einkaufen passiert und die schockierten Blicke der anderen Menschen im Supermarkt waren äußerst unangenehm, wenngleich ich sie verstanden habe. Augenbrauen und Wimpern waren nun komplett ausgefallen und optisch war das eigentlich die schlimmste Zeit. Nun sah ich auch im Gesicht richtig krank aus und brauchte morgens schon eine ganze Menge Kosmetik, um das für Unwissende zu vertuschen. Bloß an den Beinen hatte ich immer noch Haare, was ich ziemlich unfair fand. Das wäre das Mindeste gewesen, dass ich mir wenigstens eine Weile die Beine nicht hätte rasieren müssen; aber diese Haare blieben die ganze Zeit über. Die Sache mit den Haaren war überhaupt seltsam. Hat sich jemand schon einmal über seine/ihre Nasenhaare gefreut? Ich auch nicht. Wir Frauen haben es da ja besser, weil sie meist nicht so lang sind, aber wenn sie bei Männern dann so herauswachsen, sieht das wenig nett aus. Doch fehlende Nasenhaare sind wirklich ein Problem. Die sind nämlich ein sehr praktischer Filter; einerseits damit man nicht ständig Staub und Ähnliches einatmet, andererseits stoppen sie Flüssigkeit, die vor allem in der kalten Jahreszeit immer wieder da ist. Wenn Nasenhaare fehlen, dann fließt diese Flüssigkeit einfach ungebremst aus der Nase heraus. Klingt ekelhaft, ist es auch – vor allem wenn man damit nicht rechnet. Man spürt es einfach nur. In Kombination mit dem oben genannten Nasenbluten noch unangenehmer – ich wusste oft nicht, was da jetzt fließt, und war wirklich heilfroh, als die Nasenhaare nach den Chemos wieder gewachsen sind.

Außerdem machte die Therapie meine Finger sehr empfindlich. Ich hatte nicht mehr so viel Gefühl und vor allem gar keine Kraft mehr in den Händen. Das erschwerte den Alltag manchmal sehr. Ich spürte heiß oder kalt nicht mehr so gut, konnte keine Gläser aufschrauben ... Mein Mann musste in dieser Zeit oft zu Hilfe kommen – wenn er denn daheim war. Insgesamt war ich viel „patscherter" mit meinen Händen; feinmotorische Arbeiten gingen nur noch sehr bedingt. Dazu begannen die Zehen an meinem linken Fuß taub zu werden. Das ist eine häufige Nebenwirkung von Taxanen[19] und nennt sich Polyneuropathie. Die Chemo greift im Körper ja auch gesunde Zellen an. Zum einen oft die Schleimhäute (darum Magenschmerzen, Verdauungsprobleme, Übelkeit, Nasenbluten) – in diesem Fall sterben Nervenzellen ab oder werden angegriffen – und zum anderen eben oft die Nervenzellen, was zu Empfindungsstörungen führt. Man könnte, um den Polyneuropathien vorzubeugen, Hände und Füße kühlen. Ich habe in meinem Brustzentrum danach gefragt, die behandelnden ÄrztINNeN waren nicht überzeugt von der Wirksamkeit dieser Methode und boten auch keine Kühlung an; also habe ich es sein gelassen. Ob ich mit Kühlung auch Nervenschäden hätte? Ich weiß es nicht. Allerdings besteht hier die Hoffnung, dass es reversibel ist. Meine Hände sind jetzt – einige Monate nach der Chemo – schon wieder wesentlich besser und ich habe den Eindruck, dass auch in den Zehen ein Minifitzelchen Gefühl zurückgekehrt ist. Und vielleicht geht es ja noch ein wenig bergauf.

---

19 *Bei der Chemotherapie verwendete Wirkstoffe*

Insgesamt hatte ich also sehr, sehr viele – gefühlt alle möglichen – Nebenwirkungen. In diesem Fall stimmen meine Gefühle jedoch nicht; es waren nicht alle und in Summe bin ich eigentlich noch recht gut weggekommen. Ich hatte aber das Glück, dass viele davon zeitversetzt aufgetreten sind und nicht alle auf einmal daherkamen, so war es leichter ertragbar. Mittlerweile waren meine Spritzen trotz Einsatzes der Apotheke auch in Deutschland nicht mehr aufzutreiben. Ich musste also die Chemo mit den ursprünglichen Spritzen beenden, mit denen ich so viele Schmerzen hatte. Es half nichts, da musste ich durch. So lange hatte ich ja nicht mehr bis zum Ende! Obwohl mir die Menge an Schmerzmitteln, die ich zusätzlich zu all der anderen Chemie einnehmen musste, doch manchmal Sorge bereitete.

Einen Tag vor Silvester fand ich mich also zur vorletzten Chemotherapie insgesamt und zur letzten für dieses Jahr im Krankenhaus ein. Ich freute mich nicht so wahnsinnig darauf, weil diesmal keine der mir bekannten Mitpatientinnen da sein würde, mit denen der Tag immer so nett war, trotz all der widrigen Umstände. Zu Anfang der Behandlung hatte ich mich immer gefreut, neue Mitstreiterinnen kennenzulernen, aber je länger das alles dauerte, desto müder wurde ich davon, meine Geschichte zu erzählen und neue, mehr oder weniger schlimme Geschichten anderer Frauen zu hören. Oft wollte ich am Chemotag einfach nur meine Ruhe haben und hoffte, nicht zu viel reden zu müssen. Ausnahme war eben nur, wenn meine zwei liebsten Frauen da waren, da plauderten wir auch über andere Dinge als über die Krankheit. Außerdem hatte ich diesmal ein schlechtes Bauchgefühl. Würde ich die Chemo überhaupt bekommen können? Die Tage davor hatte ich täglich mehrmals Nasenbluten, was auf eine erhöhte Blutungsneigung und damit schlechte Thrombozytenzahlen hinwies. So war es dann auch. Auf mein Bauchgefühl konnte ich mich verlassen: An diesem vorletzten Tag im Jahr 2019 waren sämtliche meiner Blutwerte völlig unterirdisch und ich wurde ohne Behandlung wieder nach Hause geschickt. Was für ein unschönes Jahresende!

„Ein Mal Pause macht doch nichts."
„Sieh es als eine Woche Urlaub."
„Genieß doch diese Woche."

So oder ähnlich waren die Wortmeldungen, die ich erhielt, als ich erzählte, dass ich wieder keine Chemo erhalten hatte. Ganz sicher wohlmeinend und eigentlich sehr nett. Eigentlich. In der Realität war ich ziemlich zornig, frustriert und hilflos. Eine Woche ist die Welt, wenn man dem Ende entgegenfiebert, und das tat ich so sehr! Genießen konnte ich die zusätzlichen „freien" Tage auch nicht, ich wusste ja, dass das Ganze nur aufgeschoben war. Außerdem ging es mir körperlich nicht so gut und ich wollte einfach nur noch, dass die Therapie zum Abschluss kommt. Bis dahin hatte ich so viele kleinere und größere Rückschläge einstecken müssen – immer hatte ich mich wieder aufgerappelt. Jetzt hatte ich das Gefühl, ich könnte nicht ein Fitzelchen Frust mehr ertragen. Die Kraft zum Positiv-Denken war mir ausgegangen und ich wusste nicht, wie ich mich wieder motivieren konnte.

Wieder war es meine Familie, die mich aus diesem Loch zog. Silvester hatten wir in diesem Jahr ganz andere Pläne als sonst. Eine meiner Tanten wollte ihren runden Geburtstag feiern und hatte ein Riesenfest geplant, gemeinsam mit dem Jahreswechsel. Ich war mies gelaunt, immer noch frustriert von der erneuten Verschiebung. Auch körperlich fühlte ich mich nicht fit, die schlechten Blutwerte hatten Auswirkungen. Den ganzen Silvestertag überlegte ich, ob ich zur Feier gehen sollte oder nicht. Ich entschied mich dann dafür, mit den Kindern hinzugehen – mein Mann verbrachte Silvester lieber zu Hause –, wollte aber nicht lange bleiben. Und dann war der Abend wider Erwarten total nett. Die Familie, die lustigen Gespräche, die spürbare Liebe und ehrliche Anteilnahme taten mir so gut. Ich kuschelte mit dem jüngsten Familienmitglied – wir waren die einzigen beiden Glatzköpfe an diesem Abend. Nur Mitternacht fand ich schwierig. Just um den Jahreswechsel, wo der Donauwalzer im Radio läuft, überall Feuerwerk zu sehen ist, die Paare sich glücklich in den Armen liegen, alle Menschen glücklich sind und Pläne machen. Ich machte keine Pläne. In diesem Moment fühlte ich mich sehr einsam. Die Angst davor, was dieses neue Jahr wohl bringen mochte, ob es noch ein weiteres Silvesterfest für mich geben würde, überwältigte mich. Zum Glück war es dunkel und fast alle anderen Gäste sehr mit sich selbst beschäftigt, sodass die paar Tränen fast unbemerkt blieben. Aber die dicke Umarmung meiner Kinder genoss ich sehr. Letztlich blieben wir sogar bis nach zwei Uhr, wesentlich länger, als ich ursprünglich geplant hatte. Alkohol wollte ich sowieso nicht trinken und so fuhr ich mit zwei müden, aber glücklichen Kindern heim und war sehr froh, dass ich mich überwunden hatte, hinzufahren und mitzufeiern. Wie bin ich froh, diese Familie zu haben. Auch wenn mich die vielen Menschen manchmal nerven und mir zu viel werden, habe ich gerade in den dunkelsten Momenten viel Kraft aus dem lebhaften, liebevollen Durcheinander bekommen. Auch von meinen Freundinnen und Freunden kamen viele sehr liebe Wünsche fürs neue Jahr.

Vor ein paar Monaten hörte ich eine Beschreibung der Krebssituation, die für mich sehr stimmig war: *Die Krankheit ist ein Weg, den jede(r) alleine gehen muss. Ich habe diesen Rucksack im Sommer letzten Jahres umgehängt bekommen und muss diesen Weg gehen. Keiner kann einen Schritt für mich gehen, das muss ich allein. Aber rechts und links von diesem Weg, da stehen viele. Manche gehen ein paar Schritte neben mir her. Manche nehmen sogar meinen Rucksack, wenn er für mich zu schwer wird, bis ich wieder stark genug bin, um ihn selbst zu tragen. Manche reichen mir einen Schluck Wasser, wenn ich das Gefühl habe, ich kann nicht mehr. Auch wenn ich zwischendurch glaube, ich schaffe das nicht, bin ich nie ganz allein auf dem Weg.* Genau so habe ich das empfunden und dafür bin ich unendlich dankbar.

Natürlich sind auch Menschen abgebogen und haben den Weg verlassen. Da gibt es Menschen, die mir über viele Jahre hinweg sehr wichtig waren und wo eine – in meinen Augen – stabile Freundschaft bestand. Manche dieser Menschen haben sich ab dem Zeitpunkt der Diagnose nie wieder bei mir gemeldet, von denen habe ich seit einem Jahr nichts mehr gehört. Als wäre Brustkrebs ansteckend. Oder als wäre ich ab sofort nicht mehr liebenswert. So war es wahrscheinlich nicht. Möglicherweise konnten diese Freunde einfach nicht mit mir umgehen. Ich sollte und möchte nachsichtig sein, immerhin war es auch für mich ein Schock. Aber ich würde lügen, wenn ich sagen würde, dass das keine sehr schmerzhafte Erfahrung war. Andere Freunde hatten Schwierigkeiten damit, dass ich mich verändert hatte, dass ich nicht shoppen gehen konnte oder die halbe Nacht tanzen gehen wollte. Dass ich manchmal – wenn überhaupt – nur ein paar hundert Meter spazieren gehen konnte. Oder dass es Tage gab, an denen ich mich so krank und hässlich fühlte, dass ich nicht außer Haus gehen wollte. Ich bin froh um die Menschen, die einfach zu mir kamen. Mit mir frühstückten oder spazieren gingen. Oder eine kurze Nachricht schrieben, um mir zu zeigen, dass sie an mich denken. Manchmal blöde Witze über Häkelmützchen machten, sodass ich lachen musste. Die mich so nahmen, wie ich eben war – verändert, aber immer noch dieselbe.

Es ging auch umgekehrt. Mit manchen Freunden kam ICH nicht mehr so gut zurecht. Immer noch dieselbe, aber verändert. Meine Prioritäten verschoben sich naturgemäß und ich tat mich mit Oberflächlichkeiten ein wenig schwerer. Wenn das größte Drama im Leben darin besteht, dass man 1,23 Kilogramm zu viel wiegt, dann fehlt mir dafür das Verständnis. Ich höre meinen Freundinnen und Freunden immer noch sehr gern zu, auch bei banalen Alltagsproblemen. *Gerade* bei banalen Alltagsproblemen. Das gibt mir Normalität und gab mir während der Erkrankung auch ein wenig das Gefühl, immer noch dazuzugehören. Es sind also viel weniger Freunde als noch vor einem Jahr geblieben. Das ist ein seltsames Gefühl, weil ich manche doch vermisse. Andererseits weiß ich bei denen, die diesen Weg mit mir gegangen sind, dass es keine Schönwetterfreunde sind. Und es sind welche dazugekommen. Menschen, die mir sehr wichtig sind. Die Frauen, die ich nur durch den Krebs kennengelernt habe. Freundinnen, mit denen vorher der Kontakt irgendwie im Sand verlaufen ist, weil sich Lebenswege getrennt haben, die sich aber gerade wegen der Krankheit wieder gemeldet haben und ein Stück mitgegangen sind. Das ist einer der schönen Aspekte, etwas, das AUCH geblieben ist von diesem Krebs.

Aber noch fehlten mir zwei Chemotherapien. Endspurt! Oder doch nicht? Am 7. Jänner, einen Tag nach dem 10. Geburtstag meiner großen Tochter, sollte die vorletzte verabreicht werden. Vorher feierten wir die Geburtstage (auch meine jüngere Tochter hat Anfang Jänner Geburtstag) noch ausgiebig im Familienkreis. Zum Glück erklärte sich meine Schwester bereit, die Feier bei ihr auszurichten, auch meine Mama und meine andere Schwester halfen mit. Wahrscheinlich hätte ich es ohne Hilfe nicht gepackt. Bei den Geschenken übertrieb ich maßlos, wie schon vorher zu Weihnachten. So richtig bereute ich es aber nicht. Immer war das kleine Teufelchen auf meiner Schulter, das mich fragte, wie oft ich noch Geschenke aussuchen werde dürfen, wie das alles weitergeht. Ich finde, eine krebskranke Mama darf unvernünftige Geschenke machen.

Also los zur vorletzten Chemo. Nach der Silvester-Pausen-Woche war ich motiviert, die Zielgerade in Angriff zu nehmen. Leider nützte mir diese mentale Stärke gar nichts. Der Körper spielte nicht mehr mit. Diesmal waren es wieder die Leukozyten, die komplett unterirdisch waren. Mein Blutbild war total im Eimer, mein Körper mittlerweile so durcheinander, dass ihm eine Woche Pause nicht mehr reichte. Jetzt war auch die Onkologin ein wenig besorgt und kündigte mir an, nur noch maximal eine Woche zu pausieren. Wenn sich die Werte dann nicht erholen würden, müsse man über den Abbruch der Chemotherapie und eine vorzeitige Operation nachdenken. Ach Mist! Das war nun das Letzte, was ich wollte. Jetzt war ich so weit gekommen und dann sollte ich abbrechen? Der Tumor war bei der letzten Kontrolle nicht weg gewesen, ich BRAUCHTE diese zwei fehlenden Chemos. Für mich war es – wieder – sehr schwierig zu akzeptieren, dass sich dieses Szenario meiner Kontrolle entzog. Ich konnte nichts tun, nichts beeinflussen. Ich musste es so nehmen, wie es kam. Mein Kopf war so stark, ich schaffte es immer wieder irgendwie, mich zu motivieren. Aber der Körper war einfach fertig, den konnte ich nicht beeinflussen. Der tat einfach, was er wollte.

Warum ich? Immer wieder einmal ploppte diese Frage in meinem Inneren auf. Warum nahm ich so viele Nebenwirkungen mit? Warum wurde der Tumor bei mir nicht kleiner? **Warum hatte ich Krebs bekommen?** Gegen die Statistik, viel zu jung. Zu Beginn, gleich nach der Diagnose, war diese letzte Frage für einige Tage sehr präsent. Ich hatte eigentlich ein recht glückliches

Leben bis dato, aber nicht ohne Stolpersteine. Ich denke an meine drei Sternenkinder, ich denke auch an gesundheitliche Themen, die ich vorher schon hatte. Es lief nicht immer ganz easyponyhofmäßig. Ich war nie ein Gesundheitsapostel, hatte aber mit durchschnittlich viel Sport und durchschnittlich gesunder Ernährung ganz gut gelebt. Ja, ich war Raucherin, das hat aber bekanntlich mit Brustkrebs nicht viel zu tun. Die Einnahme hormoneller Verhütungsmittel wäre auch noch eine mögliche Ursache. Aber viele Frauen nahmen oder nehmen die Pille und bekommen deshalb nicht Krebs. War es der Unfall im Reaktor Tschernobyl in meiner Kindheit? Waren es aluminiumhaltige Deos in meiner Jugend oder schlecht sitzende Bügel-BHs? War es zu viel Kuhmilch oder doch der Stress? Hatte ich unaufgearbeitete Probleme, die sich so ihren Ausweg bahnten? Antworten bekam ich – wenig überraschend – keine darauf. Nächtelang hatte ich zu Beginn darüber nachgedacht, heute ist meine persönliche Antwort darauf sehr einfach: **„Ich hatte Pech."**

Ich war und bin die Achte. Diese eine von acht Frauen, die im Lauf ihres Lebens Brustkrebs bekommt. Nicht mehr, aber auch nicht weniger. Schicksal, blöder Zufall, Pech – wie auch immer man es nennen möchte. Möglicherweise kann die Medizin in der Zukunft noch mehr konkrete Ursachen erforschen, das wäre wünschenswert vor allem für die Prävention. Es muss ja einen Grund dafür geben, dass gefühlt immer mehr doch noch recht junge Frauen an Krebs erkranken. Zum Glück kann ich mit meiner Begründung „Ich hatte Pech" überraschend gut leben. Auf die Frage „Warum ich?" gebe ich mir selbst dann oft die Antwort

„Warum nicht ich?". Statistik, einfach so. Der Zufall hatte mich ausgewählt und das war nun eben so. Ich würde die Diagnose auch nicht der Frau neben mir wünschen.

Also keine Chemo! Schon wieder! Die Woche verlief recht ereignislos. Ich versuchte alles, um meine Blutwerte positiv beeinflussen zu können. Viele Spaziergänge an der frischen Luft, literweise Stillsaft, dem eine blutbildverbessernde Wirkung nachgesagt wird – ich wollte mir nicht vorwerfen, nicht alles für die Fortführung der Therapie getan zu haben.

Am 13. Jänner betrat ich also mit sehr viel Angst und gemischten Gefühlen morgens das Krankenhaus. Eigentlich rechnete ich nicht damit, dass ich die Behandlung bekommen würde. Und doch: Diesmal hatte mein Bauchgefühl nicht recht gehabt, meine Werte und das Blutbild hatten die Kurve noch einmal gekriegt und die vorgezogene Operation war vorerst vom Tisch. Da war ich schon stolz auf meinen Körper. Was der alles geschafft hatte in den vergangenen Wochen!

Bei dieser vorletzten Chemotherapie wurde noch einmal ein Kontroll-Ultraschall gemacht. Ich war sehr gespannt, was sich seit dem letzten Mal getan hatte, und hatte große Hoffnung, dass der Tumor mittlerweile ganz verschwunden war. Leider wurde diese Hoffnung enttäuscht. Der Radiologe nahm sich viel Zeit und vermaß sehr genau. Das Ergebnis wurde dadurch nicht besser: vier Millimeter Restgewebe im Ultraschall. Natürlich war das kein schlechtes Ergebnis, immerhin war der Tumor wieder kleiner geworden. Allerdings waren die Ränder noch durchblutet, der Tumor also definitiv noch aktiv. Ich sah meine Chancen auf die Remission schwinden, hatte ich doch nur noch zwei Chemogaben vor mir. Mittlerweile wusste ich auch, was das für mich bedeutete: Tumorrest bedeutet nonPCR, keine Remission, kein vollständiges Verschwundensein der Tumorzellen. Einerseits – wie schon weiter vorne geschrieben – war dies sehr relevant für die Prognose, andererseits auch für die weitere Behandlung. Wird keine Remission erreicht, bekommen die Patientinnen eine weitere orale Chemotherapie angeboten, meist für die Dauer von sechs bis acht Monaten. Mit meinem jetzigen Befund musste ich mich darauf einstellen. Seltsamerweise machte mir diese Aussicht gar nicht so viel Angst, ich würde alles nehmen, was meine Prognose auch nur um minimale Prozentpunkte verbessern könnte. Erfahrungsberichten nach ist die orale Chemotherapie wesentlich verträglicher als die Infusionstherapie, viele Betroffene gehen währenddessen sogar wieder arbeiten. Dieses Wissen beruhigte mich sehr. Natürlich hatte ich auf ein Wunder gehofft, es war aber nicht geschehen. Also weitermachen! Ich hatte so viel geschafft und würde den Rest auch hinbekommen, da war ich sicher.

Ich hatte ohnehin keine Zeit für trübe Gedanken, immerhin hatten meine Mädels Geburtstagswoche und es war Zeit für die Kinderparty. Der Plan war anders gewesen; eigentlich wollte ich mit der Chemo zu diesem Zeitpunkt schon durch sein. Aber dieser Plan war ja durchkreuzt worden. In diesem Jahr konnte ich mir nicht vorstellen, die ganze Meute von sehr lieben, aber auch lauten Mädels bei uns im Haus zu haben, daher mieteten wir einen Raum für das Fest an. Die Kinder „mussten" in diesem Jahr auch gemeinsam feiern. Normalerweise ist es mir sehr wichtig, dass jede ihre eigene Party hat – mit eigener Torte, eigenem Motto und den ganz eigenen Freundinnen, auch wenn sie so nahe aneinander Geburtstag haben. Diesmal ging das einfach nicht und ich war froh, dass meine Kinder mir das nicht übel genommen haben. Wieder halfen alle zusammen – mein Mann, meine Mama, meine Schwestern und sogar meine Cousine –, und es war ein tolles Fest! Mittlerweile tat ich mich ein wenig leichter damit, Hilfe anzunehmen. Auch weil ich es teilweise wirklich nicht mehr alleine schaffte. Der Alltag klappte nach wie vor ganz gut, aber alles, was außer der Reihe war, strengte mich unglaublich an. Ich hatte keine Reserven und keine Kraft mehr.

Mir ging es nicht gut, ich hatte fast dauerhaft Schmerzen, der Kreislauf war total im Eimer. Ich schwitzte viel und konnte nicht lange stehen, weil ich gleich erschöpft war. Und doch hatte ich ein gutes Gefühl, weil ich wusste, dass mir nur noch eine Chemo fehlte. Ich wusste: Ganz egal wie schlecht es mir gehen würde, es wäre das letzte Mal. Und ich freute mich so wahnsinnig auf diese letzte Chemo, weil ich mich auf mein Ziel und auf das Gefühl der Erleichterung so freute! Dementsprechend gut gelaunt betrat ich also am 20. Jänner 2020 das Brustzentrum. Schon bei der Anmeldung wurde ich mit **„Die Letzte!"** begrüßt. Auch viele Schwestern freuten sich mit mir. Mittlerweile kannten mich dort alle, immerhin war ich die letzten Monate jede Woche einen Tag auf der Station gewesen. Es war nett, so persönlich behandelt zu werden. Und weil ich auch meistens fröhlich war und immer lieb und nie nörgelig, kamen die Schwestern auch gerne zu mir ins Zimmer – haben sie zumindest behauptet ☺.

Nun lief sie also, die letzte Chemotherapie. Meine Blutwerte waren zum Glück, wenn auch nicht sehr toll, ausreichend gut. Mittags kamen meine beiden Schwestern zu Besuch – wie übrigens **BEI JEDER EINZELNEN CHEMO**. Ansonsten wollte ich an diesen Tagen keinen „externen" Besuch haben, weil man nie wusste, wie der Tag lief, wann ich auf dem Zimmer war oder bei Untersuchungen; oft wollte ich auch einfach schlafen. Aber meine Schwestern waren immer da und darüber freute ich mich wahnsinnig. Es war genau die Art unaufdringliche moralische Unterstützung, die mir guttat. Jedenfalls kamen sie zu Besuch, spaßeshalber pflaumte ich sie an, wo denn die Konfettikanone bleibe, so zur Feier des Tages. Sie hatten aber keine dabei – schade. Auch der Sekt fehlte, um aus der letzten Chemo ein echtes Fest zu machen, aber der wäre bei der Menge an Begleitmedikamenten sowieso verboten gewesen.

Der Tag und die Medikation verliefen ohne weitere Vorkommnisse und abends fuhr ich sehr erleichtert nach Hause. Auch meine Kinder freuten sich wahnsinnig über die letzte Chemo; in den Wochen davor hatten sie die Auswirkungen meiner körperlichen Schwäche doch sehr gespürt. Klar hatte ich weiterhin mit ihnen gespielt und gealbert, Herumtoben ging aber nicht mehr. Oder mit ihnen schwimmen oder eislaufen gehen. Es gab einfach vieles, worauf sie verzichten mussten oder was jemand anders mit ihnen machte. Das tat ihnen weh, das tat auch mir weh. Und an ganz besonders schlechten Tagen fragte ich mich manchmal, ob das die Zukunft sein würde. Meine Kinder, die tolle Dinge ohne ihre Mama erleben, weil sie nicht mehr da ist.

An einem Tag, an dem die Fragen und Gedanken mich wieder übermannen wollten, überlegte ich mir, mit wem ich am liebsten tauschen würde. Ich musste erstaunlicherweise lange nachdenken. Im Kopf ging ich viele Personen durch, Freundinnen, Verwandte, aber auch Promis, die mir einfielen. Das Ergebnis war ganz klar: Auch wenn ich liebend gern die Gesundheit anderer Menschen haben würde, würde ich nie und nimmer tauschen wollen, mit niemandem. Mein Leben war – während der ganzen Therapie, mit meiner Familie, meinen Kindern und meinem Umfeld – IMMER so lebenswert, dass ich es nicht gegen ein Leben ohne Krebs eingetauscht hätte. Für nichts auf der Welt. Dieses Bewusstsein hat mich immer wieder aufgerichtet. Ich war und bin so reich, auch wenn ich gerade nicht gesund bin. Ich habe so viel, das ich sehr schätze und das andere Menschen in der Form nicht besitzen. Diese Dankbarkeit hat sich erst mit der Krankheit entwickelt. Vieles in meinem Leben habe ich früher als sehr selbstverständlich angesehen: die Familie, die Gesundheit, Arbeit, finanzielle Sicherheit ... Ich bin sehr froh, dass das vergangene Jahr mich das gelehrt hat. Auch wenn ich den Preis dafür immer noch viel zu hoch finde (wie hat Gaby Köster, eine deutsche Komödiantin, nach ihrem Schlaganfall so treffend gesagt: „Ein Schnupfen hätte auch gereicht"), bin ich doch sehr froh und dankbar dafür, dass ich das Leben jetzt in seinem Wert besser erkenne und schätze.

Wenn ich die Chemotherapie abgeschlossen habe, werde ich überglücklich und euphorisch sein – so dachte ich in den vielen Wochen von der ersten Infusion an. Nur durchhalten! Ich habe richtig auf das Ende hingefiebert. So war es dann aber überhaupt nicht. Am Tag der letzten Infusionen war ich hauptsächlich erschöpft und dann fiel ich in ein ziemliches Loch und fühlte mich einfach nur leer und ausgebrannt. Ich hatte jetzt einige Wochen Wartezeit bis zur Operation, war körperlich an (m)einem Tiefpunkt angelangt und wusste auch nicht so recht, was ich mit mir und meiner Zeit anfangen sollte. Zudem fielen ab sofort die wöchentlichen Kontrollen im Krankenhaus weg. Ich brauchte also wieder viel von dem, womit ich nicht allzu großzügig gesegnet bin: Vertrauen und Zuversicht. Dass die Chemo ihre Arbeit getan hat, dass ich alles mir Mögliche dazu beigetragen habe, dass mein Körper heilt, daran sollte und wollte ich glauben. Es ging mir nicht so gut in den ersten beiden Wochen nach der Chemotherapie. Ich konnte mit mir nichts anfangen und weinte sehr viel, oft grundlos.

Dieser Zustand gefiel mir nicht, ich wollte etwas daran ändern. Aus diesem Grund rief ich zum ersten Mal seit meiner Erkrankung bei der Krebshilfe an. Ich hatte erstmals Angst, es alleine nicht aus diesem Tief zu schaffen. Das Telefonat mit der regional zuständigen Ansprechpartnerin der Krebshilfe war recht nett und empathisch, allerdings sah es mit Terminen wahnsinnig schlecht aus. Einen Gesprächstermin hatte sie erst einige Wochen später frei. Uff. Damit hatte ich nicht gerechnet. Allerdings wurde mir versprochen, dass ich im Notfall jederzeit noch einmal anrufen könne. Wieder etwas, das ich für Betroffene so schwierig finde. Die kostenlose Psychoonkologie der Krebshilfe ist offenbar ziemlich überlastet, es ist fast unmöglich, zeitnahe Termine zu bekommen. Von der Krankenkasse gibt es einige wenige Kassenplätze für Psychotherapie, bei welchen es aber genauso meist zu langen Wartezeiten kommt. Und dann sind da noch die privaten Psychotherapeuten. Die sind selbst zu bezahlen, die Krankenkasse bezahlt zwar einen Zuschuss, aber den Großteil der Kosten dafür müssen Erkrankte selbst übernehmen. Nun ist es aber so, dass eine Krebserkrankung ziemlich teuer ist. Glaubt man gar nicht – immerhin leben wir in einem sehr reichen Land mit einem wirklich herausragenden Gesundheitssystem. Das kann aber bei Weitem nicht alles abfedern. Da wäre einmal der Verdienstausfall. Natürlich habe ich Krankengeld erhalten, aber es war deutlich weniger als mein vorheriges Einkommen. In unserem Fall – mit zwei Kindern, einem kleinen Haus, laufenden Kosten – fiel das ordentlich ins Gewicht. Mein Mann musste und muss immer noch den größten Teil der familiären, finanziellen Last stemmen. Dazu kommen Extrakosten für Erkrankte – allein die Rezeptgebühren für notwendige Begleitmedikamente zur Chemotherapie machten bis zu 150 Euro pro Monat aus. Möchte man komplementärmedizinisch noch etwas tun oder braucht man Psychotherapie, schnellen die Kosten rasch erheblich in die Höhe – und das bei viel weniger Einkommen und gleichbleibenden Fixkosten. Auch jetzt, ein Jahr danach, kämpfen wir noch mit den finanziellen Nachwirkungen der Erkrankung. Ich arbeite noch nicht in dem Ausmaß, in dem ich es vor der Diagnose geschafft habe, das reißt ein Loch in unsere Alltagsfinanzen. Von fehlenden Pensionszeiten – sollte ich die Pension erleben – ganz zu schweigen. Auch hier ist leider wieder deutlich sichtbar: Finanzschwächere Menschen trifft eine Erkrankung, vor allem in jungen Jahren, deutlich härter. Das lässt sich mit meinem Weltbild nur schwer vereinbaren, ist aber (m)eine Realität.

Beratung war also zu dem Zeitpunkt nicht möglich. Also versuchte ich, selbst etwas gegen mein Tief zu tun. Ich begann wieder mit Sport (das Ergebnis war anfangs desaströs), versuchte mich gut zu ernähren und suchte nach Begegnungen und Gesprächen, die mir Energie gaben und guttaten. Und langsam, sehr langsam, wurde es besser. Es gab wieder gute Tage. Die körperlichen Einschränkungen (und es waren viele: kaputte Finger- und Fußnägel, extrem trockene Haut, Verdauungsbeschwerden, Geschmacksstörungen, Nasenbluten, Blasenreizung, Gelenkschmerzen, Erschöpfung, Schlafstörungen, Hitzewellen, Kreislaufprobleme, Schleimhautreizungen, ...) dauerten wesentlich länger, bis sie verschwunden waren, aber auch hier bemerkte ich Verbesserungen. Es ging aufwärts, wenn auch in Minischritten. Sogar meine Haare begannen langsam wieder zu wachsen; anfangs wie bei einer Kiwi, später sah ich aus wie ein zerrupftes Küken. Die Haare waren zu Beginn weißgrau und ganz flaumig. Erst später wurden sie von Struktur und Farbe her wieder richtige Haare. Ungefähr zwei Monate nach der Chemo bemerkte man auf meinem Kopf einen nennenswerten Fortschritt, wenngleich mein Haar jetzt anders ist als zuvor. Wesentlich lockiger, wesentlich grauer und – worüber ich mich freue – ein wenig dichter als zuvor.

Ich war jetzt also mit der Chemotherapie fertig. **Ich hatte es geschafft.** Eine Woche nach der letzten Gabe hatte ich einen Termin bei Dr. F., meinem behandelnden Chirurgen, dem Arzt, der mir im August die Diagnose übermittelt hatte. Schon vor dem Gespräch hatte ich viel über die Möglichkeiten bei der Operation gelesen, mich informiert, mir überlegt, welche Entscheidung sich für mich richtig anfühlt. Es gibt bei Brustkrebs zwei übliche Operationsvarianten. Zum einen die „brusterhaltende Operation" (kurz BET). Bei dieser wird der Tumor bzw. der Bereich, wo der Tumor war, mit ausreichend Sicherheitsabstand aus der Brust entfernt. Bei sehr großen, voneinander entfernten Arealen kann es sein, dass die Brüste danach verschieden groß sind. In diesen Fällen wird – wenn gewünscht – meist noch eine Angleichung der gesunden Brust gemacht. Nach BET wird eigentlich fast immer hinterher noch eine Bestrahlung empfohlen. Dabei wird die betroffene Stelle (und im Fall betroffener Lymphknoten oft auch die Lymphabflusswege) bestrahlt, meist zwischen 16- und 30-mal für wenige Minuten. Und dann gibt es die Möglichkeit der Mastektomie, einer kompletten Entfernung des Brustdrüsengewebes. Der Tumor wird also großräumig mitsamt allem Gewebe aus der Brust entfernt. Dann kann – aber muss nicht – die Brust wieder aufgebaut werden.

Für mich war sehr, sehr schnell schon während der Chemotherapie klar, dass ich eine Mastektomie bevorzugen würde. Mein persönliches Sicherheitsempfinden war einfach bei dieser Variante höher. Mein Bauchgefühl hatte mir das recht schnell gesagt. Der T-Shirt-Spruch „Yes, they're fake. My real ones tried to kill me" trifft es für mein Empfinden sehr gut. Meine Brust hatte mich in Lebensgefahr gebracht. Es war für mich naheliegend, diese Gefahr loszuwerden. Medizinisch gibt es dafür keinen zwingenden Grund. Seriöse Statistiken und Studien zeigen, dass die Gesamtüberlebensrate nach Mastektomie im Gegensatz zur BET plus Bestrahlung nicht höher ist. Das wusste ich, konnte ich rational auch nachvollziehen. Es war also eine reine Bauchentscheidung. Ich folgte meinem Gefühl, als ich mich für die Mastektomie entschied. Dr. F. hätte mir die andere Variante empfohlen, respektierte meine Entscheidung aber. Dafür war ich ihm dankbar; wie schon erwähnt, war es nicht immer leicht, gegen ärztliche Empfehlung zu handeln.

Meine Entscheidung ging aber noch weiter: Ich wollte auch die zweite, die gesunde Brust entfernen lassen. Mein Gentest war zwar negativ, allerdings hatte das Institut bei der Auswertung des Blutes ein „familiär bedingtes, erhöhtes Risiko für Brust- und Eierstockkrebs" diagnostiziert und auch in den Befund geschrieben. Und das glaubte ich – immerhin war ich mit 41 Jahren erkrankt, weit unter dem Durchschnittsalter für Erkrankte. Für mich war klar, dass sämtliches Brustdrüsengewebe wegsollte. Damit war Dr. F. ein wenig überfordert und befürwortete diese meine Entscheidung nicht uneingeschränkt. „Drastisch.

Aber ich verstehe Sie", sagte er dazu. Aber auch, dass er diese Entscheidung nicht alleine treffen könne. Mein Wunsch sollte also noch einmal ins interdisziplinäre Tumorboard und dort dann entschieden werden. Nicht Dr. F. rief mich an, es meldete sich eine Kollegin von ihm. Nicht Chirurgin, sondern Onkologin, aber ich kannte sie nicht. Sie hatte sich meine Unterlagen und Befunde durchgesehen und wollte meine Operationspläne mit mir noch einmal besprechen. Die Ärztin war eigentlich nett, aber das Gespräch war eine Farce. Ich hatte die ganze Zeit das Gefühl, dass sie mir die gewünschte Operation ausreden wollte. „Sie sind nach der Erkrankung bei uns in engmaschiger Kontrolle, Frau Racz", meinte sie. „Wenn da wieder etwas kommt, dann können wir das früh entdecken und behandeln!" Ja. Das war mir klar. Aber ich kam gerade aus einer kräftezehrenden Chemotherapie; die Option, das ganze Prozedere bei einer Neuerkrankung zu wiederholen – auch wenn es eine frühe Diagnose wäre –, war für mich einfach keine Option. Ich wollte dieses Risiko auf der gesunden Seite komplett ausschließen. Und das geht nur, wenn wirklich kein Brustdrüsengewebe mehr vorhanden ist. Ich bin nicht sicher, ob mich die Ärztin verstanden hat. Ich fühlte mich in die Enge getrieben und unverstanden. Mein Argument, dass mein persönliches Sicherheitsbedürfnis – nach eingehender Information – entscheidend war, war für die Ärztin nicht ausreichend. Sie wollte das wohl relativieren. „Aber diese Verdichtungen auf der Lunge, Frau R. Was ist mit denen? Wenn das Metastasen sind? Auch hier müssen Sie mit der Unsicherheit leben und können nicht jedes Risiko ausschließen." Bäm. Das saß. Es hatte Wochen gedauert, bis ich meiner behandelnden

Onkologin „geglaubt“ hatte, dass die Verdichtungen harmlos waren. Und die Ärztin am Telefon schaffte es mit einem Satz, wieder Ängste und Zweifel zu streuen. Natürlich hatte sie rational gesehen recht. Eine Garantie würde ich nicht erreichen können, das war auch mir klar. Ich litt unter dem Kontrollverlust, den mir der Krebs zugemutet hatte. Es gab (zu) viele Dinge, die ich nicht beeinflussen konnte. Aber – und das habe ich der Ärztin anscheinend nicht gut übermitteln können – es gibt schon einige wenige Schrauben, an denen man selbst drehen kann. Und das wollte ich. Dort, wo ich Einfluss hatte, wollte ich das Risiko so weit wie irgend möglich minimieren; mit den Restunsicherheiten würde ich ohnehin leben müssen. Die Ärztin akzeptierte meine Entscheidung dann doch noch. Doch dieses Gespräch ließ mich ängstlich und verunsichert zurück. Sie hatte mir das Gefühl gegeben, dass mein Bauchgefühl falsch ist, dass meine Informationen nichts wert sind, ich hatte wieder viel mehr Angst vor der Zukunft und vor Metastasen als vor diesem Gespräch. Und ich war einfach so müde vom Kampf. Müde davon, für meine Überzeugungen einzustehen und so viel Energie aufbringen zu müssen, um die für mich richtige Behandlung zu erhalten.

Aber Dr. F. war danach großartig. Er stellte meine Entscheidung nie mehr in Frage und verwies mich an tolle plastische Chirurgen zur Beratung, wo ich schon bald danach einen Termin hatte. So klar wie für mich die Mastektomie war, war auch mein Gefühl, dass ich die Brust in derselben Operation aufbauen lassen wollte. Zu diesem Zeitpunkt war es keine Option, vorerst ohne Brüste zu leben. Ich habe Frauen kennengelernt, die sehr bewusst nach einer Ablatio (Entfernung der Brust ohne Wiederaufbau) ohne Brustprothesen leben und selbstbewusst zur vergangenen Erkrankung stehen. Ich ziehe meinen Hut vor diesen Frauen, die so mutig zeigen, dass es nichts gibt, wofür man sich schämen müsste. Damals war ich jedoch weit davon entfernt, diese Option für mich in Betracht zu ziehen. Auch für den Wiederaufbau gibt es zwei Möglichkeiten. Er kann mit Silikonkissen gemacht werden oder es wird aus dem Bauchraum Gewebe entnommen, das in die Brust implantiert wird (DIEP flap). Der Chirurg erklärte mir diese Methode ausführlich. Ich war beeindruckt, wie weit die Medizin ist. Diese OP ist wesentlich aufwändiger – sie dauert acht bis zehn Stunden – und mit höheren Risiken verbunden. Patientinnen müssen meist danach ein bis zwei Tage auf der Intensivstation verbringen und die Durchblutung des vom Bauch entnommenen Gewebes klappt nicht immer. Der Vorteil ist, dass die Brust natürlicher ist und kein Fremdkörper in den Körper gebracht wird.

Obwohl ich die DIEP flap Operation großartig fand und immer noch finde, entschied ich mich für den leichteren Weg, für den Aufbau mit Silikon. Das Entfernen meiner Bauchrolle war zwar verlockend, aber ich war zu diesem Zeitpunkt so schwach und von den Nachwirkungen der Chemotherapie gebeutelt, dass ich befürchtete, mein Körper würde eine so schwere Operation nicht gut wegstecken können. Ich hatte einfach Angst davor, dass es ewig lang dauern würde, bis ich mich davon erhole. Also Silikon. Der Chirurg war einverstanden. Überhaupt waren die Gespräche mit den plastischen Chirurgen sehr empathisch und respektvoll. Die Auswahl der Implantate überließ ich ihm. Schließlich war er der Experte; mir war es egal, ob die Brust dann rund oder tropfenförmig befüllt werden würde. Überhaupt hatte ich keine so hohen Ansprüche an die Optik, ich wollte nur, dass alles halbwegs „normal" aussah.

In der Wartezeit bis zur Operation begann ich langsam, mir mein Leben wieder zurückzuholen. Mit den Kindern machte ich einige Ausflüge – so waren wir gemeinsam mit meinen Eltern im Botanischen Garten –, ging viel spazieren und schließlich war Fasching, der von Kindern gefeiert werden will. Auch zu diesem Zeitpunkt versteckte ich mich nicht und war viel draußen; ich wollte, dass das Leben meiner Kinder weiterhin möglichst „normal" ablief. Das ist so eine Sache mit Kindern ... Es ist wahnsinnig anstrengend, sich während einer solchen Therapie auch noch um Kinder kümmern zu müssen. Es gab Tage, da fragte ich mich, wie ich das alles schaffen soll. An anderen Tagen waren sie mir zu laut, zu fordernd – und dann hatte ich ein schlechtes Gewissen, weil ich diese Empfindungen hatte. Ich wollte ihnen doch eine gute Mutter sein und war so schnell gereizt. Fakt ist aber, dass Kinder gar nicht zulassen, dass man sich hängen lässt. Man ist gezwungen, aufzustehen und zu **LEBEN**, und das hat zumindest mir immer sehr gutgetan. Jeden Tag, wenn ich in die Gesichter meiner Mädels schaute, wusste ich genau, wofür ich das alles ertrage.

Die Operation – ein nächster Schritt

„Du hast SO ein Glück. Silikonbrüste – noch dazu von der Krankenkasse bezahlt!"
„Jetzt ist der Krebs ja eh weg, du bist wieder gesund."
„Die Chemo ist vorbei. Wann gehst du wieder arbeiten?"
(Krebs-Weisheiten, 2020)

So gingen die fünfeinhalb Wochen bis zur Operation sehr schnell vorüber. Davor hatte ich noch im und ums Haus wahnsinnig viel gearbeitet. Alle Dinge, von denen ich wusste, dass ich sie nach der OP eine Weile nicht machen würde können (heben, tragen, putzen), wollte ich noch erledigt haben. Fast wie ein Nestbautrieb gegen Ende einer Schwangerschaft war das. Seltsam und anstrengend.

Am 25. Februar checkte ich morgens wieder einmal im Krankenhaus ein. Zuerst war eine Weile unklar, wo ich hinsollte, weil kein Bett für mich reserviert war. Als Krebspatientin war ich nämlich eigentlich Patientin des Brustzentrums, aber als Silikonimplantat-Empfängerin gehörte ich zur Station der plastischen Chirurgie – und niemand wusste, dass ich kommen würde und wo ich hinsollte. Das war zum Glück nach ein paar Telefonaten geklärt und ich konnte mein Zimmer beziehen. Für den Aufnahmetag war nicht viel geplant, nur Narkosevorgespräch und die Markierung der Wächterlymphknoten. Ich hatte mich also auf einen gemütlichen Tag im Bett eingestellt und vorsorglich viel zu lesen mitgenommen. Gelesen habe ich nicht viel – ich hatte mich geirrt. Auf das Narkosevorgespräch wartete ich ewig lange, der halbe Vormittag ging mit Wartezeit drauf. Dafür hatte ich ein tolles Gespräch mit einer sehr netten Anästhesistin, die verständnisvoll war und mir (fast) alle meine Ängste nehmen konnte. Danach ging es kurz wieder ins Zimmer, zum kalt gewordenen Mittagessen. Und schließlich die Markierung der Wächterlymphknoten. Meine Lymphknoten sahen in den bildgebenden Untersuchungen von Beginn an unauffällig aus, die Ärzte gingen also davon aus, dass sie noch nicht vom Krebs befallen waren. Bei der Operation werden allerdings in jedem Fall der oder die Lymphknoten nahe dem Tumor entfernt, mittels Schnellschnitt wird schon während der OP nachgesehen, ob sie wirklich frei von Krebszellen sind. Sollte das nicht der Fall sein und ein Lymphknoten doch suspekt, dann werden mehr als nur die Wächterlymphknoten gleich beim Tumor entfernt. Damit dieses Verfahren möglich ist, muss der entsprechende Lymphknoten für den Chirurgen markiert werden.

Ich hatte mich – ganz entgegen meinem Naturell – mit dieser Markierung vorher nicht wirklich beschäftigt. Es war mir irgendwie als notwendiges Übel und nicht wichtig erschienen, stellte sich aber dann doch als wesentlich mühsamer als gedacht heraus: Zuerst bekam ich mit einer dünnen Nadel Kontrastmittel direkt neben die Brustwarze injiziert. Dann musste das Kontrastmittel verteilt werden; es sollte den Lymphknoten radioaktiv markieren. Zu diesem Zweck musste die Brust geknetet werden, ungefähr 15 Minuten lang. Diese Situation war für mich eine der schlimmsten und entwürdigendsten in der ganzen Brustkrebsbehandlung. Hier in diesem großen Raum halb entblößt zu liegen und meine Brust ewig lang kneten zu müssen, während hinter der Glaswand permanent medizinisches Personal ein und aus ging und zusehen konnte, empfand ich als schrecklich. Erschwerend kam hinzu, dass es bei mir nicht wirklich funktionierte mit der Markierung. Immer wieder wurde es versucht, dann wurde die Brust erwärmt und in Summe habe ich etwa eine Stunde lang geknetet und war dabei zwischendurch den Tränen nahe, weil ich es so unerträglich fand. Aber endlich nahm der Wächterlymphknoten das Kontrastmittel auf und konnte markiert werden. Danach durfte ich auf mein Zimmer, in dem ich zum Glück eine sehr nette Bettnachbarin hatte.

Am späten Nachmittag holten mich meine zwei Chirurgen ab – Dr. F. und der plastische Chirurg. Die beiden verzierten meine Brust hübsch mit Edding und stimmten sich über den Ablauf der OP ab. Der Thoraxchirurg würde das ganze Gewebe entfernen und dann würde der plastische Chirurg übernehmen. Am nächsten Tag sollte ich gleich morgens drankommen, worüber ich recht froh war – keine Zeit, um lange nervös zu sein. Am Abend hatte ich Abwechslung: Besuch aus der Verwandtschaft, mit dem ich gar nicht gerechnet hatte. Meine Cousine und meine Tante sorgten dafür, dass ich lachen konnte, und sie brachten so nette Geschenke und schöne Blumen mit! Später sah meine Schwester noch vorbei und nahm sich lange Zeit, um mit mir zu tratschen. Das war toll; ich hatte nicht viel Zeit nachzudenken. Ich ging früh schlafen, bat aber vorab noch um ein leichtes Schlafmittel, um nachts nicht ständig aufzuwachen. Das hatte gut gewirkt und ich schlief verhältnismäßig gut in dieser Nacht.

Am nächsten Morgen ging es rasch los. Ich bekam Kompressionsstrümpfe und das bekannte OP-Hemd gereicht und durfte mich umziehen. Die Vor-OP-Tablette kam auch recht schnell und schon ging es ab in Richtung Operationssaal. Wieder waren alle Menschen dort wahnsinnig nett zu mir, mir fehlt aber ein Stück Erinnerung an Details – wahrscheinlich wegen dieser Tablette.

Das Nächste in meinem Bewusstsein ist die Aufwachstation, wo ich nach der Operation hingebracht wurde. Ich wachte aus der Narkose auf und hatte fast sofort unbändige Lust auf Kaffee; ich weiß nicht, wo die so plötzlich hergekommen war. Vielleicht lag es daran, dass ich an diesem Tag noch kein Frühstück gehabt hatte. Die Operation hatte wohl ungefähr drei Stunden gedauert und jetzt sollte ich mich auf der Aufwachstation ein wenig stabilisieren, bevor ich wieder auf mein Zimmer gebracht wurde. Komischerweise war ich überhaupt nicht müde und mir war recht langweilig. Aber bald durfte ich auf die Station und kurz nach 15 Uhr schickte ich meinen Lieben ein Foto und die Nachricht, dass es mir gut gehe. Wenn ich dieses Foto heute ansehe, erschrecke ich fast ein wenig, wie schlecht ich nach der Operation ausgesehen habe. Sehr blass, rotgeädert, müde Augen. Aber ich fühlte mich überhaupt nicht schlecht. Schmerzen waren nicht vorhanden und ich hatte auch keine Übelkeit oder ähnliche Nachwirkungen. Nervig waren allerdings die Drainagen,

Schläuche, die seitlich unter den Achseln aus den Operationswunden kamen. Ich hatte drei davon, die mittels Vakuum das entstehende Wundwasser aus dem Operationsgebiet absaugen sollten. Irgendwie störten diese Schläuche immer und sie taten auch weh, weil ich oft daran hängen blieb oder mich nachts drauflegte. Aber gut, das musste sein.

Ich hatte Riesenglück in diesen Tagen nach der Operation. Meine Zimmerkollegin war so nett und warmherzig; wir führten richtig tolle Gespräche und hatten eine gute Stimmung im Zimmer. Beide wollten wir trotzdem möglichst schnell nach Hause und nervten im Scherz auch die Ärzte deshalb jeden Tag. Ursprünglich war mir gesagt worden, dass ich mit sieben Tagen Krankenhausaufenthalt rechnen müsse, aber so lange wollte ich auf keinen Fall bleiben. Allerdings kam eine Entlassung erst in Betracht, wenn die Drainagen nur mehr wenig Wundwasser förderten. Meine Wundheilung sah ganz gut aus (auch wenn meine Brüste grün und blau waren), und so durfte ich am vierten Tag nach Hause. Die Freude war riesengroß! Endlich wieder daheim, endlich wieder ein Riesenschritt geschafft! Zuvor bekam ich allerdings noch Besuch vom Sanitätshaus. Ein passender Kompressions-BH wurde ausgewählt und gleich im Krankenhaus gelassen. Die Beratung war toll, wenngleich das Probieren der BHs mit noch angeschlossenen Drainagen und sehr unbeweglichen Armen nicht so einfach war. Diese BHs musste ich in den ersten drei Monaten rund um die Uhr und weiterhin für bis zu einem Jahr nach der Operation tagsüber tragen. Anfangs waren sie wahnsinnig unangenehm, mittlerweile bin ich sehr daran gewöhnt, auch wenn ich den Bestand aufstocken musste. Mit zwei BHs kommt man nicht durch ein Jahr, wenn man darin auch Sport machen möchte und sie oft wäscht. Wieder ein finanzieller Faktor.

Ein wichtiger Termin stand auch noch bevor: das Ergebnis der Pathologie! Das entnommene Gewebe wurde genauestens untersucht und würde zeigen, wie die Chemo gewirkt hatte. Im letzten Ultraschall vor der Operation waren ja noch vier Millimeter aktiver Tumor sichtbar gewesen und ich wollte jetzt unbedingt wissen, wie aktiv der tatsächlich noch war. Mit einer Komplettremission rechnete ich nicht mehr. Ich war schon darauf eingestellt, recht bald mit der mehrmonatigen Tablettenchemo nach der OP zu beginnen. Aber zuerst brauchte ich das endgültige Ergebnis! „Die Wahrheit weiß nur der Pathologe", heißt es in der Krebs-Community – und auf diese Wahrheit musste ich ganz schön lange warten. Da ich auf der Station der plastischen Chirurgie lag, kamen zur Visite keine Onkologen oder Brustkrebs-Chirurgen. Erst am letzten Tag im Krankenhaus, recht spät am Abend, teilte mir Dr. F. das pathologische Ergebnis nach meiner Operation mit: **Kein eindeutig invasiver Tumor mehr nachweisbar.** Ich konnte es nicht glauben! Es waren keine Tumorzellen mehr im Gewebe! **Der Knoten war tot!** Narbengewebe. Neben dem ursprünglichen Tumorbett war noch ein Rest eines Krebsvorstufengewebes gefunden worden. Ich bin also sehr froh, dass die ganze Brust entfernt wurde. Wer weiß, ob man dieses Gewebe sonst bemerkt hätte? In den ganzen bildgebenden Untersuchungen davor wurde es jedenfalls nie gesehen.

Wow. Das saß erst mal. Ich wusste gar nicht, wie ich mit der Information umgehen sollte. Zuerst stand wochenlang die Gefahr im Raum, ein Chemo-non-Responder[20] zu sein, und jetzt sollte ich eine PCR, eine Remission, erreicht haben? Ich habe Dr. F. gelöchert, auch zum Krebsvorstufengewebe. Und an diesem Tag geschah es das erste Mal, dass er mir Mut und Hoffnung gab. Er sagte aus voller Überzeugung, dass er daran glaubt, dass jetzt alles gut werden kann. Diese positiven Worte von ihm gaben mir so wahnsinnig viel! Ich hatte Monate lang darauf gehofft. Natürlich ist mir völlig klar, dass Ärzte nichts versprechen können und eher vorsichtig mit positiven Prognosen sein müssen. Aber von Beginn an hätte ich mir so sehr jemanden gewünscht, der sagt: „Kommen Sie, das kriegen wir hin!" – auch ohne unrealistische Versprechungen. Das hatte niemand gemacht, niemals. Für dieses Gespräch mit Dr. F. bin ich heute noch sehr dankbar. Es hat meine Seele ein ganz kleines Stück geheilt. So ging ich am nächsten Tag nach Hause, mit gemischten Gefühlen, aber guter Dinge. Und erstmal um Tonnen erleichtert.

Die ersten Wochen nach der Operation musste ich den sogenannten „Stuttgarter Gürtel" tragen. Das ist eine sehr enge Bandage, die oberhalb der Brust angebracht wird und verhindern soll, dass die Implantate zu weit nach oben rutschen, bevor sie richtig eingewachsen sind. Auch der Gurt war anfangs unangenehm und scheuerte mir die Achseln wund. Als ich ihn dann

20 *Wenn der Tumor nicht auf die Chemotherapie reagiert.*

über einem T-Shirt trug, ging es und mit der Zeit gewöhnte ich mich auch daran. Warum war ich nicht gleich auf die Idee gekommen? Viele Regeln bekam ich aus dem Krankenhaus mit. Ich durfte – natürlich – nicht baden, kein Duschgel verwenden. Ich durfte nichts heben, das schwerer als fünf Kilogramm war, ich sollte meine Arme nicht über Schulterhöhe heben. Anstrengung war zu vermeiden und sowieso jegliche Erschütterung der Brust. Das alles ging eigentlich ganz gut. Ich hatte schon vorab die wichtigen Dinge in der Küche etwas weiter unten platziert, Sport wollte ich so kurz nach der Operation ohnehin nicht machen. Eine Woche nach der Entlassung konnte ich wieder Auto fahren, das gab mir Selbständigkeit zurück. Einzig das Schlafen war problematisch. Ich hatte von der Chemotherapie sowieso noch Schlafstörungen und jetzt konnte ich ausschließlich auf dem Rücken liegen – eine Schlafposition, die ich sonst nie einnehme. Aber auch diese Nächte gingen irgendwie vorbei und schon bald klappte Schlafen wieder leicht seitlich, mit Hilfe eines Stillkissens, das zu Hause noch herumkugelte.

So hatte uns schon bald der Alltag wieder. In den ersten Tagen nach der Operation war mein Mann noch zu Hause, um mich zu unterstützen, aber sobald er wieder in der Arbeit war, managte ich die Tage alleine; natürlich halfen die Kinder fleißig mit. Vormittags waren sie in der Schule und ich genoss und brauchte diese paar Stunden wirklich sehr. Mein ganzes Leben war auf den Kopf gestellt worden und ich brauchte Zeit und Ruhe für mich, um zu verarbeiten, aber auch um mich körperlich zu erholen.

Regeneration unter erschwerten Bedingungen

„Also ich an deiner Stelle würde ja gar nicht mehr aus dem Haus gehen. Immerhin bist du ja eine mit Vorerkrankung."
„Ich hatte auch schon mal fast Krebs."
„So ein Brustkrebs ist ja immer ein ungelöster Mutter-Tochter-Konflikt. Auf welcher Seite war deiner nochmal?"
(Krebs-Weisheiten, 2020)

Diese Erholung, die so heiß ersehnte „Normalität", währte leider nicht lange. Am 13. März wurde über Österreich der coronabedingte Lockdown verhängt und alles war plötzlich anders. Meine Kinder blieben wie alle anderen Kinder zu Hause; die Schulen waren ja geschlossen. Auch mein Mann war daheim, er konnte zum Glück Homeoffice machen. Wir bereiteten uns auf etwas vor, das zu dem Zeitpunkt völlig unvorstellbar war. Ich hatte diese Phase kräftemäßig völlig unterschätzt. Hatte ich in den ersten Tagen noch naiverweise gedacht, dass ich trotzdem Dinge, die mir guttun, machen könnte, wurde ich recht schnell eines Besseren belehrt: Distance Learning funktionierte bei uns nur so mittelmäßig – wenig verwunderlich bei zwei Volksschülerinnen, von denen eine erst die erste Klasse besuchte und noch gar nicht alle Buchstaben schreiben konnte. Vormittags war ich also Lehrerin, gab Aufgaben aus der Schule weiter, korrigierte, erklärte und versuchte irgendwie den Überblick zu behalten. Mittags musste ich dann für eine vierköpfige Familie kochen, nachmittags waren wir möglichst viel in der frischen Luft, um einem Lagerkoller zu entgehen.

Die ersten Tage war das noch ganz nett, wie so ein Ferienlager. Aber zunehmend wurde die Situation schwierig, für mich, aber auch für alle anderen in der Familie. Wir waren in eine Ausnahmesituation gerutscht. Das war der Rest der Welt auch, aber wir hatten die Ausnahmesituation von davor noch nicht ansatzweise verarbeitet. Alle vier. Ich hätte sehr dringend noch Regeneration und Ruhe benötigt, und plötzlich klebten wir wochenlang aufeinander, ich war Animateurin, Köchin, Lehrerin, Hausfrau – alles in einem. Sehr plötzlich war der Haushalt viel aufwändiger; klar, wenn plötzlich alle Familienmitglieder zu Hause sind. Ich hätte auch Heilung für die Seele benötigt. Der für nach der Operation geplante Termin bei der Krebshilfe wurde wegen der Pandemie gänzlich abgesagt. Wohltuende Gespräche mit FreundINNen waren auch nicht mehr möglich. Es waren schwierige Zeiten, ich fühlte mich wie auf einem schwankenden Schiff, das durch die wilde See manövriert werden muss. Und meine Nerven waren noch nicht bereit für diese Situation, sie waren dünn und ich fühlte mich dauerangespannt. Dazu kam, dass wir uns ganz fest vorgenommen hatten, den versäumten Urlaub nachzuholen. Wir wollten im Frühling ans Meer fahren, ich hatte mich die ganze Chemozeit über auf diesen Kurzurlaub gefreut, das war mein inneres Kraftbild zur Motivation, wenn ich dachte, ich kann nicht mehr. Auch Reisen war aber natürlich jetzt nicht mehr möglich. Meine Eltern und Schwestern, die mir so wichtig waren, sahen wir nur noch im Freien. Kurz gesagt: Die Anfangs-Corona-Phase war für mich mental eine Katastrophe. Ich fühlte mich völlig überlastet und überfordert und alles, was ich bisher an Strategien zur Bewältigung solcher Situationen gekannt hatte, funktionierte plötzlich nicht mehr.

Weiterhin musste ich alle paar Tage ins Krankenhaus. Eine kleine Stelle an der rechten Brust war noch nicht zugeheilt und wurde recht engmaschig kontrolliert. Es war seltsam, im Krankenhaus zu sein. Ich kannte es ja schon recht gut, aber immer pulsierend und lebhaft. In diesen Tagen waren die Gänge menschenleer, man sah kaum PatientINNen auf den Gängen, auch wenig medizinisches Personal. Es war ein wenig spooky. Aber ich freute mich immer auf „meine" Ärzte, da konnte ich zumindest ein paar Worte mit jemandem außerhalb der Familie wechseln, wenn auch mit Mund-Nasen-Schutz. Auch der war damals noch fremd und ungewohnt. Wer hätte gedacht, dass er in diesem Jahr so ein wichtiges Utensil werden sollte?

Es dauerte, bis ich mich an unseren neuen Alltag gewöhnt hatte. Ich gab mein Bestes, Zuversicht und Leichtigkeit in unser Familienleben zu bringen, davon konnten wir alle viel gebrauchen! Als (zugegebenermaßen ein wenig traurigen) Ersatz für den entgangenen Urlaub kaufte ich mir ein neues Fahrrad. Sozusagen eine Belohnung für die Mühen der Chemotherapie. Mit den Kindern war ich an diesen freien Nachmittagen oft Rad fahren; mit dem neuen Rad machte es gleich viel mehr Freude. Wir bastelten viel und werkten im Garten. Besser gesagt, mein Mann werkte im Garten, ich sollte ja immer noch nicht schwer heben und mich schonen. Aber kleine, leichte Arbeiten konnte ich schon erledigen. So haben wir seit dem Lockdown zwei wunderschöne Hochbeete und neuerdings auch einen kleinen Steinstrand im Garten.

Dann kam Ostern und damit der Zeitpunkt, an dem die Ausgehbeschränkungen ein wenig gelockert wurden. Es tat uns allen gut, wieder hinauszukommen. Ein Durchatmen nach dieser langen Zeit. Am 16. April verabschiedete ich mich mit gemischten Gefühlen von meiner Perücke. Sie wurde gewaschen und in ihre ursprüngliche Box verpackt. Ich hatte sie oft und viel getragen und auch mein Aussehen damit gemocht, aber mittlerweile waren meine Haare ungefähr drei Zentimeter lang, die Perücke hielt nicht mehr. Ich brauchte sie auch nicht mehr unbedingt; ich konnte hinausgehen, ohne dass ich aus weiter Entfernung wie eine Krebskranke aussah. Das war ein Meilenstein für mich! Ungewohnt waren die vielen Kommentare zu meinen Haaren, ich kann auch heute noch schwer damit umgehen. Eigentlich bekomme ich viele Komplimente für meine Kurzhaarfrisur. Aber es fällt mir schwer, sie anzunehmen. Diese Haare waren nicht meine Entscheidung. Ich bin froh, dass ich jetzt wieder halbwegs normal aussehe, aber nie und nimmer hätte ich eine Glatze rasiert oder meine Haare kurz getragen. Es ist einfach anders, als wenn man zum Friseur geht und sich aktiv für kurze Haare entscheidet.

Der Muttertag war heuer besonders für mich. Endlich konnten wir ihn wieder als Familie feiern! Seit der Krebserkrankung bin ich weicher geworden, emotionaler. An solchen Festtagen wird mir immer so deutlich bewusst, was für ein Riesenglück ich habe, dass ich noch hier sein darf. Das sind Emotionen, die mich manchmal zu überwältigen drohen; den Umgang damit lerne ich gerade, und wahrscheinlich dauert das noch eine Weile. Es scheint, als würde ich durch das Erlebte tiefer und intensiver empfinden. Jedenfalls wurde mir heuer am Muttertag sehr bewusst, wie dankbar ich für meine eigene Mama bin, die mich so sehr unterstützt hat. Aber auch wie froh ich bin, Mutter zweier toller Kinder sein zu dürfen. Liest sich kitschig und rührselig. Und trotzdem muss ich es schreiben, weil es eine wesentliche Veränderung meiner Persönlichkeit ist.

Die tiefen Empfindungen haben auch Nachteile. Sie haben nämlich zwei Seiten und betreffen auch negative Gefühle. Da gibt es noch die Ängste, die mich nachts wach halten. Mal mehr, mal weniger, aber da sind sie immer irgendwie. Mir ist so sehr bewusst, dass ich bisher mit meinem Verlauf Glück hatte. Pures Glück. Genauso weiß ich aber auch, dass das schon morgen wieder vorbei sein kann, dieses Glück. Gerade triple-negative Tumore sind hoch aggressiv. Meine Onkologin hat zu mir nach Beendigung der Therapie gemeint, dass ich für die nächsten Jahre **Hochrisikopatientin** sei. Ich bin realistisch genug, mir dieser Gefahr fast dauernd bewusst zu sein. Und gerade wenn ich froh bin, mein Leben ein Stück weit zurückzuerobern, steigt auch gleichzeitig die Angst, das alles wieder zu verlieren.

Also machte ich mich im Mai noch einmal auf die Suche nach Hilfe. Und kam mit Glück an meine Psychologin, die mich seitdem auf meinem Weg ein Stück begleitet. Mit ihrer Unterstützung arbeite ich daran, meine Gedanken zu sortieren, klarer zu werden, die Angst aushalten zu lernen. Seitdem hat sich einiges in meinem Leben verändert. Ich schreibe Tagebuch, recht regelmäßig. Ich nehme mir bewusster Zeit für mich; auch wenn das im Alltag nicht immer gut klappt, aber es wird besser. Ich mache wieder mehr Sport und vieles, was mir guttut. Wahrscheinlich bin ich auch ein Stück weit egoistischer geworden, aber das hat nicht unbedingt geschadet. Viel zu viel Zeit habe ich in meinem Leben damit verbracht, mir über andere Menschen Gedanken zu machen. Ich versuche, bei mir zu sein und auch zu bleiben. Das ist allerdings ein recht weiter Weg ... und oft mache ich auch wieder ein paar Schritte zurück. Ich lerne und weiß, da liegt noch einiges vor mir.

Noch eine wichtige Veränderung stand im Mai bevor: mein Wiedereinstieg ins Berufsleben. Fast ein Dreivierteljahr war ich ausgefallen. Ich war zwar durchgehend in Kontakt geblieben – mit meinem Chef genauso wie mit meinen KollegINNen –, aber ich war komplett weg aus dem Beruf. Jetzt sollte ich gesundgeschrieben werden. Noch konnte ich mir gar nicht vorstellen, wie der Wiedereinstieg funktionieren sollte. Wir hatten keinen normalen Schulbetrieb, befanden uns noch im Lockdown. Ich wusste auch nicht, wie belastbar ich war. Dazu litt ich auch unter erheblichen Wortfindungsstörungen und hatte Schwierigkeiten, mich länger zu konzentrieren. Problematisch! Wie will man Werbung machen, wenn man die richtigen Worte nicht findet? Früher war ich es gewöhnt, vieles parallel und vor allem recht schnell abzuarbeiten, dazu kreativ zu sein und immer neue Ideen zu entwickeln. Würde ich das wieder schaffen? Mein Chef schlug mir für den Start eine 20-Stunden-Woche vor. Ich akzeptierte das mit sehr gemischten Gefühlen. Einerseits war mir das vor allem finanziell zu wenig, denn unsere Familienfinanzen waren seit der Diagnose am Limit. Und ich wollte so gern wieder arbeiten, ein vollwertiges Mitglied der Gesellschaft sein und gebraucht werden. Andererseits wusste ich, dass ich die Fast-Vollzeit von zuvor nicht schaffen würde. Meine Nerven waren dünn, ich war nicht so belastbar, mir war schnell alles zu viel. Und: Ich hatte mir doch fest vorgenommen, mehr auf Auszeiten zu achten und gut auf mich aufzupassen. Letztlich waren meine Überlegungen dazu ohnehin müßig, weil die Entscheidung von meinem Chef getroffen wurde, und so begann ich mein Arbeitsleben mit 20 Wochenstunden. Es war ein seltsames Gefühl, wieder an den Ort zurückzukehren, den ich exakt 285 Tage davor verlassen hatte, nicht wissend, ob ich jemals wieder arbeiten kann. Voller Angst vor dem, was kommen würde, und zum Glück mit wenig Ahnung, wie diese Zeit wirklich sein würde.

Coronabedingt war auch in meinem Unternehmen vieles anders als normal, es gab neue MitarbeiterINNEN, ich musste mich erst wieder eingewöhnen. Ich wurde von meinen KollegINNen sehr herzlich empfangen und fühlte mich von Beginn an sofort wieder sehr wohl. In den ersten Tagen war Arbeiten seltsam. Ich hatte Mühe, wieder hineinzukommen. Tat mich aber auch schwer, geänderte Rollen zu akzeptieren. Vor der Krankheit war ich innerhalb meines Aufgabenbereiches die Ansprechpartnerin für alles und jeden gewesen; natürlich hatte diese Rolle in der Zwischenzeit mein Kollege übernommen. Ich wusste oft nicht, ob ich geschont werden sollte oder ob man mir jetzt nichts mehr zutrauen würde; letztlich war es wohl von beidem ein wenig.

Aber Ansprechpartnerin war ich für niemanden mehr. Jedenfalls versuche ich bis heute, meine Position wiederzufinden. Die Arbeit macht Spaß, das Unternehmen ist nach wie vor toll, so ganz angekommen bin ich aber dennoch nicht. Ich habe ja noch Zeit. Die große Angst wegen meiner chemobedingten Defizite war jedenfalls unbegründet. Die Konzentration war recht rasch wieder weitgehend da, es klappt ganz gut, wenn ich nicht zu viel auf einmal mache. Auch die Wortfindungsstörungen sind schnell besser geworden, es kommt nur noch selten und eher bei Namen vor, dass mir etwas partout nicht einfällt. Es ist in Ordnung, wie es ist. Schritt für Schritt.

Der Kontakt in meinen Facebookgruppen war weiterhin total wichtig für mich. Wenn die Angst übermächtig wurde, war immer jemand da, der zuhörte und erklären konnte. Oder zumindest jemand, der die Gefühle zu 100 Prozent nachvollziehen konnte. Andererseits war ich mittlerweile auch jemand geworden, der Tipps geben und anderen Frauen Mut machen konnte; immerhin hatte ich die Akutbehandlung erfolgreich überstanden. Schon recht früh hatte ich begonnen, einen kleinen Ausschnitt meines Weges auf Instagram zu teilen. Mittlerweile habe ich dort über 400 FollowerINNEN. Jedes Mal wenn ich diese Zahl sehe, wundere ich mich. Darüber, dass es Menschen gibt, fremde Menschen, die sich für mich interessieren. Dafür, was ich schreibe. Dass ich so viel Unterstützung von dieser Community erfahre, von Menschen, die ich noch nie in der Realität gesehen habe und wahrscheinlich auch nie sehen werde. #instaverbindet.

Ich habe wahnsinnig viel gelernt von Frauen, die auf ihrem Weg schon ein Stück weiter sind als ich. Ich bekam viel Rückenwind an Tagen, die für mich dunkel waren. Ich freute mich mit Frauen, die positive Ergebnisse bekommen hatten. Und viel zu oft weinte ich. Über die Frauen, die es nicht geschafft haben. **Jede einzelne ist eine Frau zu viel.** Oft könnte ich schreien, weil ich es ungerecht finde. Diese Frauen, die an Brustkrebs gestorben sind, haben nichts falsch gemacht. Sie haben genauso hart gekämpft, haben genauso viel ertragen. Krebs ist hinterhältig und gerade Brustkrebs ist so eine heimtückische Krankheit. Manchmal geht es unfassbar schnell und er schlägt hinterrücks zu. Manchmal glaubt man auch, man hätte es überstanden, und dann greift der Krebs erneut an. Ich fühle mich ohnmächtig, wenn ich lese, welch katastrophalen Verlauf manche Frauen haben. Einfach weil sie Pech hatten. In rasender Geschwindigkeit hat der Krebs sie genommen und zurück bleiben Freunde, Ehemänner, Partner und so oft viel zu kleine Kinder.

Ich weiß, dass Brustkrebs zu den „harmloseren" Krebsarten gehört. So wird das oft formuliert. Krebs light halt. Oder „Wenn ich mir einen Krebs aussuchen könnte, würde ich Brustkrebs nehmen". Die Medizin hat viel geschafft in diesem Bereich und mittlerweile kann Brustkrebs tatsächlich zu einem hohen Prozentsatz geheilt werden. Das liegt auch am großen medialen Interesse und an vielen sehr bekannten Aktionstagen wie Weltbrustkrebstag oder Pink Oktober, der auf Brustkrebs aufmerksam machen soll. Aber eben nicht alle Frauen können geheilt werden. 30 Prozent aller Frauen, die Brustkrebs haben, entwickeln irgendwann Metastasen. Ich kenne gar nicht so wenige Frauen, die unter Dauerchemotherapie stehen und wissen, dass sie diese bekommen werden, solange es ihr Körper aushält. Ich kenne aber auch Frauen, die unfassbar schnell nach ihrer Diagnose verstorben sind. Das ist grausam. Nichts daran ist so pink und glitzernd, wie die Medien Brustkrebs häufig darstellen. Und: Auch mit guten Heilungschancen macht eine Krebsdiagnose unfassbare Angst. Die Zeit der Therapie ist alles andere als lustig und leicht auszuhalten. Schaffbar, aber nicht einfach. Das wird dann auch oft vergessen, wenn jemand findet: Brustkrebs ist eh ein „guter Krebs".

So verbringe ich nach wie vor viel Zeit online, zum Gedankenaustausch, aber auch um Informationen zu sammeln. Nach der Operation brauchte ich also keine weitere Therapie mehr; für das Brustzentrum war meine Behandlung abgeschlossen und ich in die Welt „entlassen". Das ließ mich recht rat- und rastlos zurück. Das sollte es gewesen sein? Ab diesem Zeitpunkt hatte ich keinen Ansprechpartner mehr im Krankenhaus. Die Onkologie war für mich nicht mehr zuständig und ins Brustzentrum selbst sollte ich nur noch alle drei Monate zur Nachsorge kommen. Mein Gynäkologe möchte mit der Brust auch nicht zu viel zu tun haben, weil sich ohnehin das Brustzentrum darum kümmert. Ich hatte und habe niemanden, dem ich „unwichtigere" Fragen stellen kann. Niemand, den ich fragen kann, ob die Schmerzen, die immer wieder auftauchen, normal sind. Ob die Kraftlosigkeit in den Armen jetzt so bleibt. Ob die Nervenschäden wieder weggehen. Wie ich mit dieser Angst leben kann. Ob es okay ist, wenn die Narbe fürchterlich zickt. Niemand ist da, den ich fragen kann. Außer eben die Menschen im Internet.

Derzeit bekomme ich alle sechs Monate Bisphosphonate-Infusionen, insgesamt für die Dauer von drei bis fünf Jahren. Diese sollen mögliche vorhandene Schläferzellen[21] abtöten können und somit das Risiko für eine spätere Metastasierung, speziell in den Knochen, senken. Diese Möglichkeit habe ich selbst recherchiert und erbeten, sie wurde in meinem Brustzentrum als Anschlusstherapiemöglichkeit nie erwähnt. Es fühlte sich für mich nicht richtig an, nichts mehr aktiv gegen den Krebs zu tun. Außerdem achte ich darauf, dass mein Vitamin-D-Spiegel immer im sehr hohen Normbereich bleibt. Auch dazu gibt es Studien, die nachweisen, dass ein zu niedriger Wert problematisch sein könnte. Dazu nehme ich ein Mittel zur Blutverdünnung und sehr ausgewählte Nahrungsergänzungsmittel. Ich versuche dazu, mindestens dreimal pro Woche Sport zu machen. Mittlerweile ist nachgewiesen, dass regelmäßiger Sport das Rückfallrisiko statistisch erheblich senkt. Ich weiß nicht, ob das alles helfen wird, mich vor einem Rückfall oder Metastasen zu bewahren; ich hoffe es jedenfalls sehr.

Gerade der Sport ist mein persönlicher Knackpunkt. Ich war vor der Erkrankung nicht übermäßig sportlich, aber immer fit. Nach

---

21 *Zellen, die die Chemotherapie überlebt haben, irgendwo im Körper verborgen schlummern und einige Zeit später zu einem Rezidiv oder zu Metastasen führen können.*

Beginn der Chemotherapie versuchte ich, das beizubehalten – mit mäßigem Erfolg. Die ersten Wochen ging ich noch joggen, dann schaffte ich das nicht mehr. Ich hatte massive Probleme mit dem Puls, der bei normalem Gehen schon in schwindelerregende Höhen stieg, außerdem machte manchmal schlicht der Kreislauf schlapp. Oft war ich einfach zu schwach. Das war ein Dämpfer für meine Sturheit; ich hatte mir fest vorgenommen, während der Chemo weiterzulaufen. Ich stieg auf Spazierengehen um; erstens tat mir die frische Luft gut, zweitens war es mir wichtig, nicht komplett flachzuliegen. Das schaffte ich auch meistens. Nach der Behandlung war ich heiß darauf, wieder etwas zu tun. Ungefähr einen Monat nach dem Ende der Chemotherapie machte ich zum ersten Mal ein leichtes Walking-Training und es tat mir *so* gut. Ich war stolz, dass die Regeneration tatsächlich schon begonnen hatte. Nach der Operation war es dann leider erstmal wieder vorbei. Die „neue" Brust sollte nicht erschüttert werden, ich hatte Sportverbot. Aber gute drei Monate nach der Operation bekam ich von den Chirurgen endlich die Freigabe. Ich ging wieder joggen. Das erste Mal war unfassbar anstrengend. Ich fühlte mich alt und untrainiert, was ich von der Konstitution her wohl auch war. Fast zehn Minuten brauchte ich im Durchschnitt für einen Kilometer, ich musste oft pausieren, weil der Puls zu weit nach oben ging. Aber ich biss mich durch und versuchte es immer wieder. Heute bin ich irgendwo bei 8,5 Minuten pro Kilometer, was immer noch nur minimal schneller als eine Schnecke ist. Doch ich schaffe fast sechs Kilometer und somit eine knappe Stunde Laufen. Da ist noch viel Luft nach oben, aber ich habe ja noch Zeit. Momentan hat der Alltag uns wieder so eingeholt, dass der Sport in der Priorität oft zu weit hinten steht. Dann fällt er aus, und ich merke fast sofort, dass es mir nicht guttut, mich zu wenig zu bewegen. Ich versuche also ständig, eine Balance zwischen Stress, innerem Schweinehund und dem, was mich stark macht, zu finden.

„Das wird schon. Du musst nur positiv denken.“
„Schon wieder ins Krankenhaus? Ich dachte, du bist jetzt gesund?“
„Diese kurzen Haare ... Du siehst viel besser aus als vorher.“
(Krebs-Weisheiten, 2020)

Drei Monate nach der Operation sollte mein erster Nachsorgetermin sein. Nach der OP hatte mich Dr. F. ja mit den Worten „Wir sehen uns in drei Monaten“ entlassen. Nun war es natürlich nicht so, dass ich drei Monate komplett weg vom Klinikum war. Durch die kleine Wundheilungsstörung war ich regelmäßig in der Ambulanz der plastischen Chirurgie gewesen. Jetzt sollte ich also einen Termin für die vorgesehene Nachsorge vereinbaren. Da hatte ich allerdings die Rechnung ohne Corona gemacht. Durch den Ausnahmezustand, in dem sich unser Land und auch die Krankenhäuser befanden, wurden keine Termine vereinbart. Mehrmals hatte ich in meinem Brustzentrum angerufen und immer dieselbe unbefriedigende Auskunft erhalten: „Derzeit werden keine Termine vereinbart. Das ist eine Anweisung, die wir befolgen müssen.“ Klar verstand ich, dass es im Krankenhaus auch Corona-Regeln gab. Aber eine komplette Schließung der Ambulanz ... Da hörte mein Verständnis auf. In der Berichterstattung wird oft von Kollateralschäden gesprochen. Krebserkrankte gehören wohl zu diesen Kollateralschäden in der Krise. In wenigen Monaten wurden 40 Prozent weniger Brustkrebsdiagnosen gestellt. Für wie viele Frauen war es schon zu spät? Wie viele Frauen konnten ihre Nachsorge nicht wahrnehmen und der Krebs hatte inzwischen gestreut? Wochen, wenige Monate können hier einen Unterschied machen.

Ich wusste also nicht, was ich tun sollte. Ich war nicht bereit, die Nachsorge ausfallen zu lassen – immerhin war es die erste nach der Akutbehandlung. Viele Möglichkeiten hatte ich nicht. Ich konnte mir einen niedergelassenen Radiologen suchen, der auf eigene Kosten einen Ultraschall vornehmen würde. Da war ich schon recht nah dran, bevor ich dann doch unverhofft einen Termin im Brustzentrum erhielt. Schon vor dem Termin fuhren meine Gefühle Achterbahn. Würde ich weiterhin krebsfrei sein? In den ersten drei Jahren ist alle drei Monate eine Nachsorge vorgesehen. Bis heute weiß ich nicht genau, was hier alles gemacht werden soll. Hin und wieder Ultraschall der Brust, aber sonst?

Die behandelnde Onkologin hatte mir am Telefon empfohlen, regelmäßig meine Leber kontrollieren zu lassen; davon wussten die Ärzte im Brustzentrum leider nichts. Ich muss mir diese Untersuchung, genau wie eine regelmäßige Blutkontrolle, selbst organisieren. Schon vor meiner Nachsorge hatte ich eine Computertomografie zur Kontrolle. Die Lungenherde, die von allen ÄrztINNen als „wahrscheinlich harmlos" eingestuft worden waren, sollten noch einmal kontrolliert werden. Wären sie verschwunden, hätte das eher für Metastasen gesprochen. Wären sie gleich geblieben, wäre es fast eine Entwarnung, auch wenn man immer noch nicht mit absoluter Sicherheit würde sagen können, worum es sich genau handelt. Ich fand mich also in der Radiologie unseres Klinikums ein. Während des Wartens war ich unfassbar angespannt. Bei der Akutbehandlung hatte ich lokal in der Brust das bestmögliche Ergebnis erzielt – wenn sich jetzt herausstellte, dass ich schon metastasiert war, dann wäre das Ergebnis nicht mehr viel wert!

Die Abläufe kannte ich schon: Ich bekam einen Zugang in die Armbeuge gelegt, wurde informiert, dass die Strahlenbelastung des CTs nicht ganz unbedenklich sei, und musste mich in die Röhre legen. Wie schon beim ersten Mal gab mir das Gerät Atem-Anweisungen, um die Lunge bestmöglich darzustellen. Und während des Ablaufes bekam ich das Kontrastmittel in den Zugang injiziert. Mittlerweile war ich schon darauf vorbereitet – das Kontrastmittel schoss gefühlt binnen Sekunden durch den Körper, mir wurde heiß, ich „schmeckte" es sogar im Mund. Ein sehr unangenehmes Gefühl, aber zum Glück nur ganz kurz. Dann war ich auch schon fertig. Am liebsten hätte ich die Schwestern und ÄrztINNeN dort auf Knien angefleht, mir gleich zu sagen, was sie auf meinen Bildern gesehen hatten, aber das konnten und durften sie natürlich nicht. Wie so oft: Warten.

Nun bin ich von Natur aus nicht der allergeduldigste Mensch. War ich nie, werde ich wahrscheinlich auch nicht mehr werden. Ich mag es, wenn Dinge schnell gehen, effizient erledigt werden und möglichst ohne viel Schnickschnack und Drumherum. Der Krebs hat mich diesbezüglich ins kalte Wasser geschmissen. Wahnsinnig viel Zeit ging bei dieser Krankheit einfach mit Warten drauf. Warten auf Ergebnisse, Warten auf Behandlungspläne. Warten auf das Blutbild, Warten auf Rezepte, Warten auf das Ansprechen des Tumors, Warten auf ÄrztINNeN, die mich entlassen ... Die Liste ist endlos. Ich müsste lügen, wenn ich sagen würde, dass der Krebs mich geduldiger gemacht hat. Hat er nicht. Aber ein wenig Gelassenheit habe ich mitgenommen aus den letzten Monaten. Ein wenig „Ich kann's eh nicht ändern". Das hat mir sicher nicht geschadet, wenngleich ich es gerne anders gelernt hätte.

Erst einen Tag später durfte ich meine Onkologin anrufen; coronabedingt sollte ich den Befund telefonisch erfahren. Sie sah gleich in ihren Daten nach; und da war sie, die erlösende Nachricht: Die Herde waren komplett unverändert. Man konnte davon ausgehen, dass sie nicht bösartig sind, sondern irgendwelche alten Vernarbungen waren. Niemand kann sich vorstellen, welch Riesenbrocken in dem Moment von meinem Herzen gefallen ist. Die Metastasenangst, die ich seit dem Staging schon monatelang mit mir herumgetragen hatte, war jetzt erst einmal Geschichte. 100-prozentige Sicherheit, dass hier nichts Bösartiges vorliegt, konnte mir die Onkologin auch nicht geben, aber – auch das habe ich gelernt – Garantien gibt es keine beim Krebs. In vielen Fällen musste ich mich mit „Wir sind uns fast sicher" oder „Wir gehen stark davon aus" zufriedengeben. **Keine 100 Prozent. Nie!**

Eine Woche später begrüßte mich Dr. F. wie immer fröhlich im Brustzentrum zur Nachsorge. Ich war aufgeregt, wusste nicht genau, was auf mich zukommen würde. Dann war die Nachsorge eigentlich sehr unspektakulär. Ich wurde abgetastet, ein Ultraschall wurde gemacht. Dabei wurde eine Fettgewebsnekrose[22] im Bereich der Narbe an der Brustwarze festgestellt, die ich schon zuvor selbst ertastet hatte. Lästig, aber harmlos. Das war es schon wieder. Ich war irritiert. Irgendwie hatte ich mir mehr vorgestellt. Da hatte ich eine lebensbedrohende Krankheit hinter mir, und das war's? War es tatsächlich, fühlte sich aber seltsam an. Ein wenig Beratung wäre toll gewesen. Ich stand da und fühlte mich wie ein ausgesetztes Baby. Monatelang hatte ich unter engster Beobachtung und permanenter Kontrolle gestanden; ich hatte das Gefühl, ohne diese Anweisungen und engmaschigen Kontrollen gar nicht mehr funktionieren zu können. Ich wurde einfach nach Hause geschickt. In drei Monaten sollte ich wieder erscheinen.

Jeden Tag während dieser Krankheit war ich unfassbar froh, hier bei uns in Österreich zu leben, wo so eine hohe Qualität an medizinischer Versorgung gewährleistet ist, und zwar für jeden. Es ging zu Beginn total schnell, biss ich alle nötigen Untersuchungen erhalten hatte. Auch die Chemo startete innerhalb kürzester Zeit. Ich habe von Frauen in anderen Ländern gehört, die monatelang auf eine Chemotherapie warten müssen. In dieser Zeit kann der Krebs toben und im Körper weiterwachsen; das auszuhalten stelle ich mir furchtbar vor. Dann gibt es noch die vielen Länder, wo Frauen finanziell selbst für die Therapie aufkommen müssen. Viele können sich die Therapien nicht leisten, immerhin kostet so eine Akutbehandlung mehrere Zehntausend Euro. Ich bin echt froh über unser Solidarsystem, das meine Be-

22 *Abgestorbenes Fettgewebe*

handlung möglich gemacht hat. Trotzdem hätte ich mir „mehr" gewünscht. Eine Behandlung abseits der dringenden medizinischen Notwendigkeit findet im System Krebs keinen Platz. Es fehlt an Beratung, an Hilfe im normalen Leben. Dazu gehöre ich in meinem – für Brustkrebs doch jungen – Alter nicht in die Zielgruppe für z.B. Selbsthilfegruppen. Es gibt schlicht von offizieller Seite keine Angebote, die für mich in Frage kommen würden. Auch Beratung zum Thema Finanzen, was Pflegegeld oder einen Behindertenstatus betrifft, zu einem Lebensstil, der den Krebs nicht noch begünstigt, oder Informationen zu Sportangeboten gab es schlicht nicht. In meiner Stadt gibt es auch keine Selbsthilfegruppe mehr. Mittlerweile kenne ich so viele Frauen – auch in meinem Alter –, die betroffen sind und keine Anlaufstelle haben. Wir stehen komplett alleine da und jede Frau boxt sich selbst irgendwie durch.

Für mich hat es jedenfalls nicht gereicht und ich habe mir psychologische Hilfe gesucht. Ich glaube nicht, dass ich die Rückkehr in ein halbwegs normales Leben ohne meine Psychologin hinbekommen hätte. Ich wusste nicht mehr, wer ich vor der Erkrankung war. Noch weniger wusste ich, wer ich jetzt – nach dem Krebs – war und wer ich sein wollte. Monatelang hatte die Krankheit alles dominiert: mein Leben, mein Umfeld, meine Gedanken, meinen Körper. Und plötzlich war es vorbei. Mit dieser Situation war ich völlig überfordert.

Leben!

„Du darfst jetzt keinen Stress haben. Der Stress hat dich krank gemacht."
„Du musst jetzt gut auf dich aufpassen. Schaffst du das überhaupt?"
„Hast du eigentlich auch so eine Liste? Was du machen willst, bevor du stirbst?"
(Krebs-Weisheiten, 2020)

So kämpfte ich mich weiter – Tag für Tag. Es gab sehr gute Tage, an denen ich Bäume ausreißen wollte. Und dann gab es nicht so gute Tage, an denen die Angst und die Sorge mich zu übermannen drohten. Gefühlt waren es immer zwei Schritte nach vorn und einer zurück. Aber immerhin ging es voran. Mein Perfektionismus machte mir in dieser Zeit schwer zu schaffen. Ich wollte so gerne wieder „funktionieren", mir mein Leben zurückholen. Und immer wieder bemerkte ich, dass das so nicht klappen würde. Während der Therapie war immer mein erklärtes Ziel gewesen, wieder wie vorher leben zu können. Und plötzlich bemerkte ich, dass das nicht ging. Nicht nur weil sich einfach alles verändert hatte. Nein – ICH war nicht mehr dieselbe wie vorher. Ich war ein anderer Mensch geworden. Das ist gut und das ist schlecht, je nachdem, in welcher Situation. Die Krebserfahrung, die ist jetzt Teil von mir und meiner Persönlichkeit. Ich habe dem Tod in die Augen gesehen – das klingt dramatisch, aber ich empfinde es tatsächlich so –, und diese Erfahrung hat einfach alles geändert.

So eine Veränderung hat auch Auswirkungen auf das Umfeld. Meine Kinder und mein Mann sind am unmittelbarsten von meinem neuen Ich betroffen. Ich versuche natürlich mein Bestes, meine inneren Kämpfe nicht auf ihren Rücken auszutragen; wahrscheinlich gelingt es mir nicht immer. Meine Mädels kommen halbwegs gut klar. Obwohl ich auch bei ihnen Verlustängste und Ängste allgemein bemerke, die vorher nicht in dem Ausmaß vorhanden waren. Wenn ich abends weggehen möchte, haben sie unglaubliche Angst um mich. Dazu Angst im Dunkeln, eine überbordende Fürsorge und Empathie. Einen Teil davon kann ich selbst kompensieren, indem ich versuche, mehr für sie da zu sein. Mit Kuscheln wird einiges gut. Aber ich denke, das wird dauern. Immerhin ist ihr Urvertrauen gestört worden; die Gewissheit, dass ich immer da sein werde, hat einen empfindlichen Knacks bekommen. Das hinterlässt Spuren. Mittlerweile bin ich in Kontakt mit ExpertINNen und versuche, meinen Kindern sanft und langsam Hilfe zukommen zu lassen.

Ich selbst lebe bewusster, genieße intensiver und lege weniger Wert auf Dinge, die mir früher wichtig waren. Das ist nicht immer leicht für diejenigen, die meinen Lebensweg teilen. Ich möchte meine Lebenszeit nicht mit etwas verbringen, das mir Energie raubt, sondern mich so weit wie möglich auf das Schöne, das Gute konzentrieren. Das ist natürlich eine Umstellung für alle, Prioritäten haben sich verschoben. Und es ist auch nicht jeden Tag gleich, ich befinde mich auf dem Weg und bin daher wahrscheinlich auch schwerer einzuschätzen. Was ich heute großartig finde, kann mir morgen zu viel sein. Ein Lernprozess also – für mich und für die Menschen in meiner Nähe. Und doch bin ich auch stärker geworden. Ich verteidige meine Grenzen viel vehementer, weiß besser, was ich will und was überhaupt nicht. Meine Psychologin hat einmal gemeint, ich sei jetzt „kompromisslos". Damit hat sie sicher recht. Aber für jemanden, der sein Leben lang alles getan hat, um es möglichst allen immer recht zu machen, ist das eine gewaltige Veränderung.

In unserer Ehe holpert es. Manchmal lese ich von Frauen, die schreiben, dass die Krebserfahrung sie in der Ehe zusammengeschweißt hat. Bei uns war das leider nicht so. Wir haben Fehler gemacht. Wir haben viel zu wenig miteinander gesprochen, Ängste nicht geteilt, vielleicht auch, um uns gegenseitig zu schützen. Wir haben beide funktioniert, um das Gebilde „Familie" aufrechtzuerhalten, aber wir haben einander nicht genug gestützt. Irgendwie hat jeder auf seine Art versucht, das alles durchzustehen. Manchmal habe ich mich sehr allein gefühlt. Das hat uns voneinander entfernt. Zum jetzigen Zeitpunkt weiß ich nicht, ob wir das als Paar überstehen werden. Wir arbeiten intensiv daran, möchten es beide, müssen aber erst sehen, ob wir die eingestürzten Brücken wiederaufbauen können.

Den Sommer habe ich sehr genossen. Letztes Jahr hat mich die Diagnose um den Sommer gebracht, heuer habe ich ihn quasi inhaliert. Schon zu Beginn war ich mit meinen Schwestern und unser aller Kindern in Wien. Ich kann mich an diesen einen Moment erinnern: Wir saßen auf dem Stephansplatz, die Sonne schien trotz mieser Wettervorhersage. Auf dem Tisch vor uns stand guter Kaffee, rund um uns pulsierte das Großstadtleben (trotz Corona). Ein paar Meter weiter war eine Fridays-for-Future-Demo. Ein junger Mann sang in ein Mikrofon „Heal the world" und er hatte eine wirklich tolle Stimme. Ist nicht unbedingt meine Musik, aber urplötzlich bekam ich eine Gänsehaut. Es ist schwierig, diesen Moment zu beschreiben. Aber auf einmal wurde es ganz warm in mir und die Gefühle hätten mich fast überwältigt. Ich wusste blitzartig, wofür ich das getan hatte. Wofür ich durchgehalten hatte, diese ganzen furchtbaren Chemo-Tage, alle Angst, alle Behandlungen und Untersuchungen. Das hier war es, das Leben, um das ich so sehr gekämpft hatte! Ich kann mich an wenige Momente in meinem Leben davor erinnern, in denen ich so durch und durch glücklich war. So eins mit mir und so froh, diese zweite Chance erhalten zu haben.

Solche Augenblicke gab es in diesem Sommer mehrere. Ich erinnere mich an einen im Urlaub. Schon wieder war es in einer Stadt, diesmal in Salzburg. Auf dem Residenzplatz war ein großer Markt, die Menschen wuselten herum und plötzlich hörten wir eine Gruppe junger Menschen musizieren. Eine Frau sang Opernarien und in dieser Atmosphäre war dieser Moment so perfekt und einzigartig – wunderschön. Alle diese Erlebnisse trage ich ganz fest in meinem Herzen, ich versuche sie zu konservieren und abzurufen, wenn die Tage wieder grauer sind.

Überhaupt bin ich empfänglicher geworden für Musik und die Natur. Viele Jahre waren diese Dinge ein wenig zugeschüttet von Stress und von Alltagsgedanken. Jetzt bin ich viel mehr draußen und weniger vor dem Bildschirm. Ich habe in diesem Sommer so viele schöne Sonnenuntergänge und Regenbogen gesehen und sie verzaubern mich immer wieder aufs Neue. Das alles macht mich emotionaler. Es gibt mehr Situationen, wo ich den Tränen nahe bin oder gleich weine – vor allem bei schönen Dingen, die mich so sehr berühren. Das ist manchmal lästig, weil unvermeidbar. Aber ich nehme es hin, ich kann es ohnehin nicht ändern. Ein wenig scheint mir, dass ich in den Jahren des Erwachsenenlebens abgestumpft war und das in den letzten Monaten verschwunden ist. Als ob man eine dicke Schicht weggekratzt hätte von mir. Das, was darunter ist, ist sehr dünnhäutig und verletzlich, aber auch viel empfindsamer und leuchtender.

Am Wochenende in Wien passierte aber auch etwas Unschönes: Am Morgen der ersten Nacht im Hotel bemerkte ich beim Aufwachen, dass etwas mit meiner rechten Brust nicht stimmte. Ich konnte plötzlich die Ränder des Silikonkissens gut tasten und sie war seltsam deformiert, ganz flach irgendwie. Ich sauste zum Spiegel, konnte die Veränderung überhaupt nicht einordnen. Und dann sah ich das ganze Drama: Irgendwie hatte sich in der Nacht das Implantat gedreht. Und zwar komplett. Der flache Teil, der normalerweise auf meinem Brustmuskel liegen sollte, war jetzt außen. Und die Wölbung, die eine natürliche Brust nachempfinden soll, war komplett verschwunden. Es sah fürchterlich aus und erzeugte auch ein unangenehmes Spannungsgefühl. Was tun? In einer anderen Stadt? Ich tat wiederholt, was ich nicht hätte tun sollen: Ich googelte. Uff. Da stand etwas von Notfall, von sofortiger Operation, von „schnell ins nächstgelegene Krankenhaus fahren“. Na toll. Jetzt hatte ich so einen schönen Wien-Tag genossen und so sollte das enden? Meine Schwester half mir aus meinem Dilemma. Telefonisch konnte sie den Chirurgen erreichen, der mich beruhigte und sagte, dass es sich nicht um einen Notfall handle und der darauffolgende Montag für einen Besuch in der Ambulanz reichte. Ich war froh. Ein bisschen getrübt war das Rest-Wochenende zwar schon, weil mein Kopfkino wieder auf Hochtouren lief und ich das verdrehte Implantat schmerzhaft fühlte, aber die Erleichterung darüber, dass nichts Schlimmes passieren konnte, überwog. Am Montag rief ich morgens in der plastisch-chirurgischen Ambulanz an und durfte zum Glück gleich vorbeikommen. Meine behandelnden Chirurgen waren zwar nicht vor Ort, aber ein sehr netter anderer Arzt. Er machte zu Dokumentationszwecken Fotos von der deformierten Brust. Dann sagte er mir, dass das eine seltene, aber durchaus mögliche Komplikation sei. Dass es nicht schlimm sei, wenn sich das Silikon dreht, es aber in Zukunft immer wieder passieren könne. Und dass das Implantat, wenn es gar nicht fest einwächst, langfristig ausgetauscht werden muss. Da hörte ich aber schon gar nicht mehr so genau hin. Keine Sofort-Operation, die Erleichterung war riesig. Ich hatte Angst gehabt, dass unser geplanter Urlaub wieder ins Wasser fallen würde. Der Chirurg konnte das Implantat dann manuell wieder an die richtige Stelle drehen. Nicht angenehm, aber auszuhalten. Er hat leider recht behalten: Bis heute hat sich das Implantat noch einige weitere Male verdreht. Immer während der Nacht; ich weiß nicht, wie das passiert. Ich konnte es immer selbst zurückdrehen. Aber dass das nicht dauerhaft so bleiben kann, ist mir auch klar.

Ein Jahr Krebs

„Jetzt ist es aber mal gut. Du musst nach vorne schauen."
„Echt? Dir geht's wieder gut?" (ungläubiger Blick)
„Na ja. Aber viele sterben dann später trotzdem."
(Krebs-Weisheiten, 2020)

Leider rast auch gefühlt die Zeit viel schneller. Und so war er früher als erwartet da: der Jahrestag. Kurz vor unserem Urlaub jährte sich der Tag der Krebsdiagnose zum ersten Mal. Und obwohl ich so viel reflektiert hatte und dabei war, meine Gedanken zu ordnen und zu sortieren, triggerte mich dieser Jahrestag unerwartet stark. Und zwar nicht nur mental, sondern auch körperlich. Tagelang vorher konnte ich schon nicht mehr gut schlafen. Ich träumte wieder von Untersuchungen und ich träumte von der Angst. Die Tage von vor einem Jahr waren plötzlich wieder sehr nahe und die Gefühle von damals wieder sehr präsent. Oft hatte ich Gedanken wie „Heute vor einem Jahr ..." und wusste fast minutengenau, was passiert war. Ich war fahrig und unruhig und konnte mich schlecht konzentrieren. Insgesamt ging es mir schlecht, ich wusste aber auch nicht, wie ich dieser Situation entkommen konnte.

Mit verschiedenen Strategien versuchte ich, diesen Jahrestag zu nutzen. Ich lenkte mich mit Freundinnen ab. Ich schrieb – auch an dieser Geschichte. Und ich „räumte den Krebs auf". Über das Jahr hatte ich von lieben Menschen viele Postkarten mit Mut machendem Text bekommen, auch ein paar Glücksbringer oder kleine Plüschtiere. Alles wahnsinnig nett. Ich hatte diese Dinge neben meinem gemütlichen Ohrensessel aufgebaut, um sie immer bei mir zu haben. Das war schön. Immer wenn es mir nicht so gut ging, konnte ich auf einen Blick sehen, dass ich wichtig war, dass ich gemocht wurde und dass es Menschen gab, die an mich glaubten und mich mental unterstützten. Es machte den Krebs aber auch sehr sichtbar und physisch präsent. Direkt neben meinem Computer, mitten im Wohnzimmer. Egal was ich machte – Lesen, Sport, Spielen mit den Kindern –, diese Gegenstände waren permanent in meinem Blickfeld. Es war meine Psychologin, die mich auf den Umstand aufmerksam machte, dass es vielleicht guttun könnte, die Karten und Glücksbringer wegzuräumen, sie ein bisschen weniger sichtbar zu machen. Sie hatte recht, aber selbst wäre ich auf diese Idee wahrscheinlich nicht so schnell gekommen. Gesagt, getan. Ich kaufte eine hübsche, kleine Box und legte all die schönen Dinge hinein. Sie zu vernichten hätte ich nicht übers Herz gebracht, aber es stimmte schon, ich musste sie auch nicht jeden Tag, jede Sekunde direkt vor mir haben. Ich las noch einmal viele der Karten und Briefe – begleitet von der einen oder anderen Träne –, und dann kam alles zusammen in der Box in einen Schrank im oberen Stockwerk. Die Box ist noch da; ich kann alles jederzeit durchsehen, wenn ich das Bedürfnis habe. Aber ich habe unterschätzt, wie groß die Erleichterung ist, wenn in meinem Wohnzimmer nicht mehr so viel Krebs ist, bildlich gesehen.

Ein paar Tage nach dem Jahrestag hatte mein Schwager Geburtstag. Wir waren wieder bei ihm eingeladen. Was für ein Unterschied das war! Im vergangenen Jahr hatte ich gerade erfahren, wie aggressiv mein Krebs war, und hatte Todesangst. Und heuer?

Habe ich dieses schwierige Jahr gemeistert und ich habe überlebt – zwar mit ordentlichen Blessuren, aber ich bin noch da! An diesem Tag beherrschten mich die Emotionen, doch ab dann ging es deutlich bergauf. Ich fing mich wieder, ich konnte wieder besser schlafen.

Und dann war er schon da: unser Urlaub. So heiß hatten wir ihn ersehnt und dann war es doch ein äußerst seltsamer Urlaub, auch coronabedingt. Schon während der Chemo hatte ich eine fast unstillbare Sehnsucht nach dem Meer gehabt. Ich versprach mir und den Kindern, dass wir nach Abschluss der Akutbehandlung unseren Urlaub am Meer nachholen würden. Das ging im Frühling dank totalem Lockdown nicht. Aber es wurde wärmer, die Infektionszahlen sanken und die Regelungen zum Grenzübertritt wurden gelockert. Ich war so froh, ich freute mich total darüber! Ich verbrachte viel Zeit im Internet und suchte nach Strandlocations, bei denen Abstand gut möglich war und wir uns keinem übermäßigen Risiko aussetzen würden. Am liebsten wollte ich zum Camping – Urlaub im Freien, ganz ungezwungen, ohne Regeln und mit ganz viel Freiheit. Daraus wurde leider nichts. Mein Mann hatte enorme Bedenken, ins Ausland zu fahren. Wir hatten einige Diskussionen deswegen, wir hatten einfach völlig unterschiedliche Ansichten zur Risikoeinschätzung. Er hatte Angst, dass wir uns einer unnötigen Gefahr aussetzen würden. Ich hatte auch Angst, Angst, das Meer nicht mehr zu sehen. Was, wenn ich einen Rückfall hätte? So glimpflich würde das wohl nicht mehr ablaufen. Ob ich jemals noch ans Meer kommen würde? Ich wurde überstimmt. Wir fuhren nicht ans Meer, sondern an einen See in Österreich. Der See war wunderschön und der Urlaub toll; aber ein See ist einfach nicht das Meer, die Berge sind nicht Italien und von meinem monatelangen Traum waren wir weit entfernt.

Schon wieder Nachsorge

„Du musst Himbeeren essen. Dann kommt der Krebs nicht wieder."
„Du bist SO stark. Ich glaube, ich hätte mich umgebracht mit der Diagnose."
„Du kannst schon wieder joggen? Dann war das eh nicht so schlimm mit der Chemo. Ich hätte gedacht, das ist viel schlimmer."
(Krebs-Weisheiten, 2020)

Ende August war es wieder so weit, die nächste Nachsorge stand vor der Tür. Beim letzten Termin hatten Dr. F. und ich vereinbart, dass nach sechs Monaten ein Brust-MRT gemacht werden würde, auch um zu sehen, wie viel Brustdrüsengewebe nach der Operation noch vorhanden ist. Und wieder war die Terminkoordination schwierig. Ich musste hin und her telefonieren, um den vereinbarten MRT-Termin irgendwie zu bekommen. Wieder einmal half mir meine Schwester, indem sie auf der Station anrief. Eigentlich hasse ich es, wenn ich Dinge nicht selbst erledigen kann, aber in diesem Fall war ich dankbar, dass sie das für mich übernahm. Ich war so müde von diesen Erklärungen und Diskussionen im Brustzentrum. So bekam ich gleich nach dem Urlaub einen Termin für das MRT. Sehr früh am Morgen – ich war das frühe Aufstehen schon gar nicht mehr gewöhnt, dementsprechend schwer fiel es mir – hatte ich den Termin in der Radiologie. Ich bekam wieder einen Zugang für das Kontrastmittel gelegt. Dann musste ich im Umkleidekabinchen warten, bis man mich holte. Das war dieses Mal schlimm. Die Lüftung in der kleinen Kammer lief sehr laut; ich konnte nichts hören außer dieser lauten Lüftung. Und irgendwie wurde ich wohl vergessen oder der Termin vor mir dauerte länger – ich saß gefühlt ewig in diesem Miniraum. Es war mein erstes MRT; bis dahin hatte ich immer nur CTs gehabt, bei denen ich auf dem Rücken liegend in die Röhre kam. Dieses Mal musste ich auf dem Bauch liegen und die Brüste wurden in zwei passende Vertiefungen gelegt. Ich wurde noch mit einem Tuch fixiert, damit ich mich nicht bewegen konnte. Die Stirn lag auf einem Gestell – bis zum Abend desselben Tages hatte ich noch die Abdrücke davon im Gesicht, das sah lustig aus.

Das MRT war recht laut, aber ich hatte Kopfhörer mit Radiomusik bekommen. Außerdem lag wie üblich ein Notfallknopf in meiner Hand. Ich weiß nicht, was an diesem Tag mit mir los war; die anderen Untersuchungen hatte ich weitgehend angstfrei hinter mich gebracht, aber heute tanzten meine Gedanken Samba. Vielleicht lag es auch daran, dass ich schon so lange in der Umkleidekabine gesessen hatte. Was wäre, wenn ich diesen Notfallknopf drücken würde und niemand würde kommen? Keine Ahnung, wie ich auf diese Gedanken kam, aber sie machten mich panisch. Die Vorstellung, dadrin zu liegen und nicht herauszukönnen ... Zum Glück konnte ich mich mit Atemübungen einigermaßen beruhigen und zum Glück war dieser Breakdown schon kurz vor Ende der Untersuchung. Aber ich war heilfroh, als ich aus der Röhre gezogen wurde und wieder auf eigenen Beinen stand. Wie immer bekam ich keine Ergebnisse, sondern musste bis zum Nachsorgetermin warten.

Dieser fand eine Woche später statt. Ich hatte den ersten Termin morgens bekommen – juhu! Das bedeutete, dass ich nicht lange würde warten müssen und schnell wieder zur Arbeit konnte. Dieses Mal wollte meine Schwester mich wieder begleiten. Ich war froh, dass ich nicht alleine warten musste, auch wenn ich das natürlich geschafft hätte. Aber ich war die Tage vorher schon unruhig gewesen und mein Gedankenkarussell hatte viel weniger Chance, wenn jemand mit mir tratschte. Ich kam auch schnell dran, Dr. F. war fast pünktlich. Er sah sich das Ergebnis des MRT an. Leider hatte ein Areal in meiner Brust beim MRT auf das Kontrastmittel reagiert – es hatte „geleuchtet". Ein Zeichen, dass hier irgendeine Aktivität stattfand. Dr. F. ging davon aus, dass es die schon bei der vorherigen Nachsorge festgestellte Fettgewebsnekrose war, die hier reagiert hatte. Der befundende Radiologe hatte aber einen Ultraschall zur endgültigen Sicherheit empfohlen. Also gut! Wir nahmen wieder im Wartezimmer Platz. In dem Wartezimmer, in dem sich mein ganzes Leben verändert hatte. Wieder wartete ich auf eine Sonografie. Und ich wartete und wartete ... Es dauerte ewig, bis ich aufgerufen wurde, zwischendurch dachte ich schon, ich sei vergessen worden. Der Radiologe, der den Ultraschall durchführte, war sehr sorgfältig. Zuerst konnte er das Areal nicht finden, dann aber doch. Auch für ihn sah es nicht wie eine tumorverdächtige Verdichtung aus. Zur absoluten Sicherheit wollte er aber noch eine Mammografie zur Abklärung haben. Nun wurde ich doch ein wenig unruhig. War da mehr? Verheimlichte mir der Arzt etwas? Warum sollte eine angeblich harmlose Nekrose so intensiv untersucht werden? Noch dazu hatte der Radiologe mich gefragt, ob ich genetisch vorbelastet war. Hm. Was wollte er mit dieser Frage sagen?

Sofort spürte ich die Angst. Wieder. Auch körperlich. Das lässt sich ganz schwer beschreiben. Diese Angst ist wie ein Gefühl im Magen. So ganz heiß, als würde man innerlich verbrennen. Was für ein Mist! Nun also noch zur Mammografie. In der Zwischenzeit hatten wir schon über zweieinhalb Stunden in der Ambulanz verbracht – das meiste davon mit Warten – und meine Schwester musste wieder zur Arbeit. Da saß ich nun und wartete weiter auf die Mammografie, diesmal zum Glück nicht so lang. Die Schwester war recht nett zu mir. Ich war ziemlich unsicher, ob das Silikonimplantat die Mammografie überstehen würde, aber es klappte. Und dann musste ich wieder ins Wartezimmer. Warten auf das Ergebnis. Währenddessen hatte ich Zeit, die Menschen dort zu beobachten. Junge Frauen, alte Frauen, vereinzelt Männer. Manche als Begleitung, manche selbst für Untersuchungen.

Dieses Gebäude, in dem sich das Brustzentrum befindet, ist für mich irgendwie seltsam, emotional gesehen. Wenige Jahre davor war ich sehr oft dort gewesen. In diesem Gebäude. Dort habe ich die glücklichsten Stunden meines Lebens verbracht, als meine Kinder geboren wurden. Und sehr, sehr schlimme, als meine Fehlgeburten diagnostiziert wurden. Jetzt geht es um mein Leben, sobald ich dieses Haus betrete, und das macht etwas mit mir, emotional. Jedes Mal wenn ich zur Chemo kam, traf ich (hoch-)schwangere Frauen. Voller Erwartungen und voll Freude auf den neuen glücklichen Lebensabschnitt. Es wirft kein sehr gutes Licht auf mich, aber oft war ich sehr neidisch auf diese Frauen. Oder auch auf mich – wenige Jahre zuvor. Als ausschließlich Glück und Freude und Aufregung mein Leben bestimmten, aber sicher keine Todesangst.

Zurück zum Wartezimmer in der Brustambulanz. Ich saß also wieder hier und beobachtete die anderen PatientINNen. Manche waren wohl nur zur Kontrolle und durften erleichtert wieder gehen. Wieder andere, die sich sichtlich mitten in der Behandlung befanden. Dann gab es Frauen, die just an dem Tag eine ähnlich schlimme Nachricht bekamen wie ich damals. Und Frauen wie mich, die die Akuttherapie schon hinter sich hatten und zur Nachsorge kamen – mehr oder weniger zuversichtlich. Niemandem konnte man seine Geschichte ansehen in diesen Warteräumen. Es sprach auch kaum jemand. Nur einmal habe ich auf dem Weg zur Toilette eine wesentlich ältere Frau getroffen. Sie sah meinen Port, blickte mir ins Gesicht und sagte zu mir: „Es geht vorbei. Glauben Sie mir, es geht vorbei. Bei mir ist es über 15 Jahre her." Das fand ich so nett, so warmherzig; diese Frau ist meine Heldin! Mittlerweile leerte sich das Wartezimmer langsam. Und ich wartete noch immer auf mein Ergebnis. Sicher ein schlechtes Zeichen. Oder? War es das? Waren es nur sechs Monate gewesen, die ich mich „gesund" fühlen durfte?

Endlich wurde ich aufgerufen. Ich stand dem Radiologen gegenüber und versuchte, in seinem Gesicht zu lesen. Das funktionierte nicht. Es funktioniert nie, und doch versuche ich es immer wieder. „Alles in Ordnung", begann er seine Einschätzung. O mein Gott. Ich war so froh. Eigentlich hätte er gar nicht mehr viel sagen müssen. Aber ich wäre nicht ich, wenn ich die Information nicht ganz genau gebraucht hätte. Es war wohl noch nicht ganz verheiltes Narbengewebe im OP-Gebiet, das im MRT reagiert hatte. Er meinte, das MRT wäre ein wenig später besser gewesen, die fünfeinhalb Monate nach der OP waren wohl zu früh. Aber er sei sich „ganz sicher", dass es sich um eine gutartige Veränderung handle. „Ganz sicher" klang in meinen Ohren hervorragend. Ich fragte noch einmal nach: **„Ganz sicher?" „Ganz sicher!"**, bestätigte er. Der Arzt teilte mir außerdem mit, dass sich in meiner rechten Brust eine Menge freier Flüssigkeit befinde und er der Meinung sei, dass das Implantat getauscht gehört. Dazu sollte ich noch auf der plastisch-chirurgischen Ambulanz vorstellig werden. Ja, JA! Würde ich tun. Aber erst mal war ich froh über dieses positive Ergebnis. Ich war völlig fertig mit den Nerven. Der Vormittag hatte wahnsinnig lange gedauert und an meinen Nerven gezerrt.

Jetzt hatte ich wieder drei Monate Leben vor mir. Es klingt seltsam, das so zu sagen, aber ich empfinde diese Untersuchungen im Dreimonatsintervall genau so. Es fühlt sich an wie eine Erlaubnis, leben zu dürfen. Mit Ablaufdatum natürlich, aber hey, drei Monate! Zu Beginn, gleich nach der Nachsorge, gibt das wahnsinnige Energie und das Leben fühlt sich toll an. Nach einem Monat erinnere ich mich langsam daran, dass ein Drittel der Zeit schon vorbei ist. Nach dem zweiten Monat muss der Termin für die nächste Nachsorge schon vereinbart werden. Und ab diesem Zeitpunkt werden sie wieder ein wenig häufiger, größer und gruseliger, die Monster unter dem Bett. Da kommen öfter Gedanken wie „Was wäre wenn?". Die Tage direkt vor der

Untersuchung sind unschön. Immer. Ich bin unruhig, träume viel und hoffe einfach nur, dass ich wieder „drei Monate Leben“ bekomme. Sehr belastend, so in Summe. Doch daran werde ich mich wohl gewöhnen müssen; für die nächsten Jahre wird das so bleiben. Aber viele wunderbare Frauen, die auf ihrem Weg schon ein wenig weiter sind als ich, haben mir Mut gegeben. Es bleibt wohl nicht so schlimm, wie es jetzt am Anfang ist. Ich freue mich darauf, dass ich wieder besser durchatmen kann.

Und jetzt?

„Scheiße. Ich weiß nicht, was ich sagen soll."
„Mir fehlen die Worte. Lass dich umarmen."
„Ich bin da. Du kannst dich jederzeit auskotzen."
„Bitte sag Bescheid, wenn du mich brauchst. Deine Kinder sind bei uns jederzeit willkommen."
„Ich bin betroffen. Ich habe Angst."
„Soll ich noch Suppe für dich kochen? Für die Nach-Chemo-Tage?"
„Wie geht es dir wirklich?"
„Ich glaube fest daran, dass du das schaffst."
„Wir sind an deiner Seite. Du bist nicht allein."
„Mama, ich hab dem lieben Gott gesagt, er soll den Knubbel wegmachen."
„Du machst das gut."
„Magst du eine Runde spazieren gehen oder lieber Ruhe?"
„Kann ich dir etwas Gutes tun?"
„Ich schicke dir Kraft."
„Ich hab dich lieb."
(Sätze, die mir gutgetan haben – Liste nicht ganz vollständig, 2019/2020)

Ganz viele Krebs-Weisheiten haben hier im Buch ihren Platz gefunden. Jetzt und hier möchte ich dazu noch etwas sagen, wie auch zu den Sätzen in diesem Kapitel, die so anders sind. So geballt liest sich das alles ganz schlimm und manch einer wird sich vielleicht fragen: „Was kann ich überhaupt noch zu Betroffenen sagen?" Es ist sicher nicht leicht, immer den passenden Ton zu treffen, und während der Krankheit (und auch danach) war ich gewiss dünnhäutiger als ein „normaler" Mensch. Nie habe ich diese für mich seltsamen Aussagen übel genommen, aber es hat mir nicht gutgetan, solche Worte zu hören. Manche haben Belustigung ausgelöst, manche fand ich übergriffig und ein Teil tat einfach weh. Viele Betroffene kennen meine oder ähnliche Krebs-Weisheiten, nicht umsonst gibt es im Internet für Krebserkrankte ein Krebs-Bullshit-Bingo. Wer es nicht kennt, möge es gerne googeln. Letztlich sind all diese Aussagen Floskeln, oft von Menschen, die sie sagen, um überhaupt irgendetwas zu sagen. Manchmal wäre es mir lieber gewesen, meine Gesprächspartner hätten einfach gar nichts gesagt. Trotz allem waren die überwiegenden Teile meiner Gespräche und Begegnungen in diesem Jahr positiv und stärkend. Darum gibt es hier im letzten Kapitel einen Auszug der Dinge, die mir Mut gemacht und beim Weitermachen geholfen haben.

Mittlerweile ist es Oktober geworden. Meine Geschichte aufzuschreiben hat einige Monate gedauert. Manche Teile habe ich gelöscht, wieder neu geschrieben. Nicht immer fiel es mir leicht, das Gewesene und das, was mich bewegt, zu formulieren. Wie es mit meinem Implantat weitergeht, weiß ich derzeit noch nicht. Mein plastischer Chirurg und ich haben diese Entscheidung auf das nächste Jahr vertagt. Ich war froh darüber. Die Vorstellung, schon wieder operiert werden zu müssen, mich schonen zu müssen, wieder Patientin zu sein, ist für mich momentan keine schöne Vorstellung und wenn eine Operation sich irgendwie vermeiden lässt, werde ich sie vermeiden. Im Jänner werde ich mehr wissen. Eine neue Narbe schockt mich dabei am wenigsten. Mein Körper ist gezeichnet vom Krebs. Nur an schlechten Tagen habe ich Schwierigkeiten damit.

Auf meinem Instagram-Account habe ich an so einem Tag Folgendes geschrieben: *„Wenn du alles aufzählen solltest, was du liebst, wie lange würde es dann dauern, bis du dich selbst nennst?“*[23] Das habe ich auf einer Karte gelesen. Es hat mich ein wenig nachdenklich gemacht. Wahrscheinlich würde ich bei mir überhaupt nicht vorkommen. Oder erst eher hinten. Selbstliebe wird heute ja unterschiedlich interpretiert. Ganz oft geht's dabei ums Körpergefühl, um „Body Positivity“, um das Äußere. Verschiedenste Schönheitsideale sind da in den Köpfen unterwegs. Ganz vorn dabei bei der Definition von Schönheit sind weibliche Dinge. Lange Haare, schöne Brüste, eine ebenmäßige Haut – alles, was weiblich ist quasi. Bekanntermaßen habe ich sehr viel dessen, was als allgemeines Schönheitsideal gilt, im vergangenen Jahr verloren. Und nicht nur das, ich habe auch noch ein paar Schönheitsfehler dazugewonnen. Einige Narben zum Beispiel.

Und jetzt? Habe ich damit mein Recht auf Selbstliebe verwirkt? Die Frage ist schwer zu beantworten für mich. Weil für mein Äußeres dasselbe gilt wie für das Innere: Ich habe mich verändert und muss lernen, mit den veränderten Umständen zurechtzukommen. Nein, Liebe ist es nicht, was ich für diesen Körper momentan empfinde. Aber zumindest Akzeptanz ist es geworden. Ich nehme ihn an und ich nehme mich an. So, wie wir sind. Jeder Krieg hinterlässt Blessuren, das sind meine. Es ist gut, wie

---

23 *Leider ließ sich der/die VerfasserIN nicht herausfinden.*

es ist. Noch einen Spruch habe ich gelesen: „*Weiblichkeit ist kein Körperteil, es ist ein Gefühl.*"[24] Sehr wahr, finde ich.

Meine Haare sind derzeit oben ungefähr sieben bis acht Zentimeter lang, hinten ein wenig kürzer. Sie machen, was sie wollen; hinten sind sie gelockt, vorne glatter. Ich brauche Unmengen an Zeit, um sie einigermaßen vorzeigbar zu bekommen. Aber hey, es sind Haare, oder? Und es war ein Wahnsinnsgefühl, nach der Glatze erstmals wieder Wind in den Haaren zu spüren. Auch Augenbrauen und Wimpern sind wieder da. Noch nicht so dicht wie davor, aber es ist okay. Mit ein wenig Schminke geht das schon.

Ich habe wirklich viele Narben. Eine liegt direkt unter meinem Schlüsselbein, sie ist da, wo der Port saß. Der wurde gleich bei der Brustentfernung mit entfernt. Es gibt unterschiedliche Meinungen zum Port. Manche Ärzte empfehlen, ihn die kritischen fünf Jahre drin zu lassen. Er muss dann alle paar Wochen professionell gespült werden. Andere nehmen ihn gleich mit raus. Ich konnte das selbst entscheiden und entschied mich dafür, dass er rauskommt. Das Einsetzen war traumatisch für mich, die Vorstellung, dass ich in Vollnarkose nicht bemerken würde, wenn er entfernt wurde, war sehr verlockend. Jetzt liegt der Port bei mir daheim, in der Krebs-Erinnerungsbox. Auf eigenen Wunsch durfte ich ihn mit nach Hause nehmen, ur-

24 *Leider ließ sich der/die VerfasserIN nicht herausfinden.*

sprünglich wollte ich einen Schlüsselanhänger daraus basteln, aber jetzt fühlt sich das doch nicht stimmig an. Zu nah, zu präsent. Noch habe ich keine Ahnung, was ich damit machen werde. Vielleicht bleibt er auch einfach für immer in dieser Box. In jedem Fall macht es mir keine Angst, ihn nicht mehr drinnen zu haben. Sollte ich ein Rezidiv oder eine Neuerkrankung erleiden, ist es wohl mein geringstes Problem, den Port neu setzen zu lassen.

Quer über meinen Brustkorb gehen über beide Brüste Narben. Auf der einen Seite habe ich eine Brustwarze, bei der anderen Seite konnte sie nicht erhalten werden. „Da fehlt noch die Tätowierung", hat Dr. F. bei der letzten Nachsorge gemeint. Ja, man kann sich eine Brustwarze tätowieren lassen. Ich könnte mir auch aus Haut eine künstliche Brustwarze formen lassen. Derzeit habe ich beides noch nicht gemacht, obwohl schon ausreichend Zeit dafür gewesen wäre. Irgendwie bin ich noch unschlüssig, wie das werden soll, ob ich das überhaupt machen lassen werde. Die Narben werden wohl immer sichtbar sein, daran ändert wahrscheinlich auch eine tätowierte Brustwarze nichts. Andererseits kann oder will ich so nicht in eine Sauna oder ein Dampfbad gehen. Ich möchte mich den Blicken so nicht aussetzen. Bis jetzt hat sich das Bedürfnis dazu ohnehin noch in Grenzen gehalten, aber wird das für immer so sein? Möchte ich für immer auf Wellness verzichten oder werde ich vielleicht irgendwann so stark sein, dass ich selbstbewusst mit meinen Makeln nackt bin? Ich weiß es nicht. Ich – Meisterin des Verdrängens – habe die Entscheidung einfach vertagt. Ich muss sie nicht sofort treffen. Ich glaube, ich darf mir Zeit dafür lassen, irgendwann wird mein Bauchgefühl mir sagen, was ich tun soll.

An der linken Achsel ist noch eine Narbe vom entnommenen Lymphknoten. Die ist ganz schön verheilt und zart, und doch plagt sie mich manchmal enorm, gerade vor Wetterumschwüngen. Nun ja. Die vergangenen Monate haben Spuren hinterlassen. Die äußerlichen, mit denen ich wohl noch eine ganze Weile kämpfen werde, genauso wie mit den Resten der Chemo-Nebenwirkungen.

Ich habe auch seelische Narben. Tiefe seelische Wunden. Auch sie werden irgendwann vielleicht nicht heilen, aber nicht mehr so schmerzen, da bin ich ganz zuversichtlich. Ich habe in den Abgrund gesehen und diese Erfahrung hat mich verändert, an allen Fronten. Gerade finde ich heraus, wer ich bin und wer ich sein und wie ich diese „geschenkten" Jahre verbringen möchte. Das ist nicht leicht und es ist auch sicher nicht immer leicht mit mir. Und doch sind nach wie vor Menschen am Rand meines Weges, die mir die Hand reichen und mit mir gehen.

Über ein Jahr ist vergangen. Ich hatte solche Angst, den Schulanfang meiner jüngeren Tochter nicht mehr zu erleben, und jetzt ist sie in der zweiten Klasse. Die Große hat soeben die Schule gewechselt und geht ins Gymnasium. Die Mädels schlagen sich nach wie vor hervorragend, auch wenn sich jetzt – so viele Monate nach abgeschlossener Akuttherapie – ein paar Spätfolgen zeigen. Ängste, Emotionen, mit denen wir alle gemeinsam umgehen werden müssen.

Unsere Ehe stand auch schwer auf dem Prüfstand. Das Nicht-Sprechen hat uns an den gemeinsamen Abgrund gebracht. Damit wollten wir uns nicht abfinden. Wir haben eine Paartherapie besucht, gemeinsam. Wir sind fest überzeugt, dass wir für unsere Ehe kämpfen wollen, alle beide. Wir arbeiten hart an unserer Sprachlosigkeit. Neuerdings können wir wieder richtig gut zusammen lachen. Wir sind fest entschlossen, diese Ehe nicht aufzugeben, immerhin fehlen uns ja noch die guten Zeiten. Wir wären dann bereit ... Was wird die Zukunft uns bringen? Wir wissen es nicht. Vielleicht ist das ganz gut so.

Eine von acht. Ich war und bin eine von acht. Ich habe eine Menge Frauen kennengelernt, die das auch sind. Großartige Frauen – junge und alte, dicke und dünne, ganz verschiedene Frauen. Jede von ihnen trägt ihren Rucksack und hat ihre ganz eigene Geschichte. Manche dieser Frauen sind gestorben, während ich in der Chemotherapie war, manche danach. Auch und gerade sehr junge Frauen, oft mit noch kleinen Kindern. Sie haben nichts falsch gemacht, diese Frauen. Sie haben genauso gekämpft, wie ich und viele andere es taten. Sie haben genauso viel aushalten müssen. Und hatten Pech. Dass der Krebs zu spät entdeckt wurde, dass die Therapien nicht gewirkt haben, dass der Tumor zu aggressiv war. „Pech gehabt." So schnell dahingesagt und dann doch so ein Riesenverlust. Jede Frau, die gegangen ist, ist eine zu viel. Gestorben an einer Krankheit, die in den Medien immer ganz gerne als „Krebs light" und „wahnsinnig gut heilbar" dargestellt wird. Als ob es sich um einen Schnupfen handeln würde. Lästig, aber gleich wieder erledigt.

Die mediale Aufmerksamkeit tut dem Krebs gut – immerhin wird dadurch auch viel an Forschungsgeldern lukriert. Aber dieses Pinke, Glitzernde, das Brustkrebs in den Medien oft ist, das gibt es nicht. Nichts an meinem vergangenen Jahr war pink. Brustkrebs ist eine grausame Krankheit, die mittlerweile so gut erforscht ist, dass glücklicherweise die Prognosen wirklich ganz gut geworden sind. Vor einigen Jahrzehnten wäre ich an meiner Art von Krebs mit ziemlich hoher Wahrscheinlichkeit recht schnell gestorben.

Ich bin mit meiner Erkrankung an die Öffentlichkeit gegangen. Würde ich es wieder tun? Ja, das würde ich. Ich weiß von einer Handvoll Frauen, die nach meiner Diagnose eine Mammografie vereinbart haben, die ihre Vorsorge dank meiner Geschichte ernst nehmen. Ich werde nicht müde, in Gesprächen und auf allen Kanälen auf Früherkennung aufmerksam zu machen. Frauen UND Männer: **Tastet euch ab!** Am besten jeden Monat. Ich hätte meinen Knoten früher bemerken können, hätte ich mich abgetastet. Ich dachte, das muss ich nicht. Dass nur ältere Frauen erkranken können. Das stimmt nicht. Ich habe Frauen zwischen 20 und 80 Jahren auf der Brustkrebsstation kennengelernt.
Vielleicht hatte ich Glück. Ich hoffe, ich hatte Glück. Je früher Brustkrebs erkannt wird, desto größer ist die Chance, dass er

geheilt werden kann. Wenn er schon die Gelegenheit hatte zu streuen, ist eine Heilung sehr unwahrscheinlich. Es hilft, seinen Körper gut zu kennen. Veränderungen bemerkt man dann sehr schnell. Wenn ich also nur eine Frau dazu bewegt habe, die Vorsorge und Früherkennung ernst(er) zu nehmen, dann hat es sich gelohnt, die Krankheit öffentlich zu machen. Ich wünsche es mir sehr.

Was für ein verrücktes, wahnsinniges Jahr. Nie wieder möchte ich so etwas erleben müssen. Und doch hat die Zeit mir nicht nur Schlechtes gebracht. Meine Überzeugungen, meine Vorlieben, meine Sichtweisen – all das hat sich neu sortiert und geordnet. Und ich bin jeden Tag dankbar, dass ich leben darf.

Danksagungen

Wo fängt man an, Danke zu sagen? Wo hört man auf? Ich bin so dankbar für vieles, dass diese Liste hier ganz sicher nicht ganz vollständig sein kann.

Danke an meine Hausärztin, Frau Dr. Kerschbaumer.
Du hast mich ernst genommen, du warst gewissenhaft. Ohne dich wäre mein Krebs viel später entdeckt worden. Wer weiß, was dann passiert wäre?

Danke an meine „erste" Psychoonkologin, Frau Dr. Muhr.
Sie haben mich gesehen, wahrgenommen. Meine Ängste angesprochen und mich damit nicht alleingelassen. Sie haben den Grundstein für die Bewältigung gelegt. Sie sind großartig.

Danke an die Krankenpflegerinnen auf der Station.
Ihr wart sichtlich überarbeitet und hattet viel zu viel zu tun. Und trotzdem war bei den meisten von euch fast immer ein Lächeln übrig. Oder ein Taschentuch, wenn mal wieder Tränen liefen.

Danke an die ÄrztINNeN.
Vieles hätte besser laufen können in meiner Geschichte, vor allem auch in der Kommunikation. Und trotzdem bin ich der Überzeugung, dass Sie alle täglich Ihr Bestes geben im Kampf gegen die Krankheit. Danke dafür!

Danke an Petra.
Du hast mich durch die Angst getragen. Dass unsere Geschichten sich einmal so nahekommen würden, konnten wir damals nicht wissen; auch nicht dass du die Angst selbst so gut kennenlernen würdest. Danke für dein Da-Sein.

Danke an Michi.
Als ich verzweifelt nach psychologischer Hilfe gesucht habe, warst du da und bist es immer noch. Wenn die Angst zu groß wird, hilfst du mir, mit ihr umzugehen. Wenn ich glaube, etwas nicht zu schaffen, zeigst du mir, was ich eigentlich kann. Und wenn ich nicht weiterweiß, hilfst du mir und irgendwie erscheint dann (fast) alles als machbar.

Danke an meine Mitkämpferinnen. Jede Woche habe ich neue Brustkrebskriegerinnen kennengelernt. Jede von ihnen war eine starke Frau mit unbändigem Lebenswillen.
Barbara, danke, dass du in meinem Leben geblieben bist! Es gibt keinen Plan B!!!
Helga, danke für so viele schöne Stunden!

Danke an meine ArbeitskollegINNen (und den Chef).
Ihr habt mich nie aufgegeben. Mein Platz war immer frei und ihr habt an meine Rückkehr geglaubt. Das hat mir viel bedeutet!

Danke an meine Freundinnen und Freunde, meine Cousinen und Cousins und den Rest der (Groß-)Familie. Vor allem an diejenigen, die dageblieben sind, als es nicht mehr ganz so lustig und neu und spannend war mit dem Krebs. Viele sind gegangen; dass ihr geblieben seid, ist so großartig!

Danke an meine Schwestern.
Ihr beide ... Unermüdlich wart ihr an meiner Seite. Bei jeder Chemo habt ihr mich abgelenkt. Ihr habt mich jeden Tag angerufen, wart bei jedem schweren Schritt dabei. Ihr habt Hoffnung und Zuversicht gehabt, wenn sie mir gerade ausgegangen sind. Ihr seid meine Superheldinnen. Ich bin froh, euch zu haben!

Danke an Mama und Papa.
Die Sorgen, die ich euch zugemutet habe, sollten Eltern nicht haben müssen. Es tut mir leid um jedes graue Haar, das wegen mir gewachsen ist – schon früher und jetzt ganz besonders. Ihr habt meine Entscheidungen und Schritte nicht immer zu 100 Prozent nachvollziehen können, sie aber immer respektiert und mitgetragen; dafür bin ich sehr dankbar. Und für die Suppe und für jedes liebe Wort. Dass diese Familie so ist, wie sie ist, ist euer Verdienst!

Smudo.
Wir beide hätten uns viel ersparen können, wären wir von Beginn an anders mit der ganzen Situation umgegangen. Aber vielleicht hat es so sein müssen. In guten wie in schlechten Zeiten, das haben wir uns versprochen. Schlechte hatten wir jetzt mehr als genug. Lass uns jetzt gemeinsam das Leben und die guten Zeiten feiern! Ich liebe dich!

E., M.

Was wäre mein Leben bloß ohne euch? Ihr wart wahnsinnig tapfer in der ganzen Zeit. Ihr musstet schon so früh lernen, dass eure Mama nicht unverwundbar ist. Ich hoffe, ich konnte und kann euch durch das alles auch zeigen, wie wichtig Freunde und Familie an der Seite sind. Wie schön die Sonne scheinen kann und wie gut die Luft nach dem Sommerregen riecht. Wie wunderbar das Leben ist! Ihr seid unfassbar toll und ich könnte nicht stolzer sein, eure Mama sein zu dürfen!

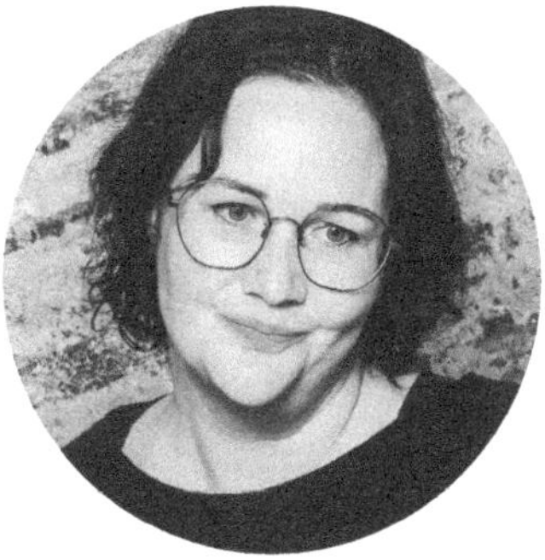

Die Autorin

Martina Racz

Martina Racz wurde 1979 in Wels geboren. Ende 30 hatte sie scheinbar alles, was man im Leben braucht: zwei großartige Kinder, einen liebevollen Ehemann, zwei Katzen, ein altes Häuschen und einen tollen Job.

Eine unvorhergesehene Diagnose katapultierte sie aus allem, was bisher ihr Leben war. Mühsam kämpfte sie sich durch die Herausforderungen, um am Ende zu erkennen: Ohne Gesundheit ist alles nichts. Ohne Liebe sowieso nicht.

Heute lebt sie in Oberösterreich, mit ihrem Ehemann, den zwei Kindern und den zwei Katzen. Im alten Häuschen.

Anika Schäller

IM HIMMEL GIBT ES ERDBEEREN

Über den Verlust meiner Tochter und das Wunder, ihr wieder begegnet zu sein

Kann eine Mutter den Tod ihres Kindes überleben?

Luna ist ein kleiner fröhlicher Wirbelwind. Mit ihrem herzlichen, unbekümmerten Wesen bringt sie ihre Patchworkfamilie näher zusammen. Plötzlich stirbt das Mädchen unter unerklärlichen Umständen. Nach Lunas Tod versinkt ihre Mutter in eine tiefe Traurigkeit, unfähig, sich um sich selbst und die restlichen Familienmitglieder zu kümmern. Am Grab ihrer Tochter gibt sie ein fürchterliches Versprechen ab. Als auch noch der Rest der Familie zu zerbrechen droht, erhält sie plötzlich eine Botschaft.

Hin- und hergerissen zwischen dem Gedanken, verrückt zu werden, und der Hoffnung, tatsächlich eine Botschaft von ihrer Tochter erhalten zu haben, muss sie sich schlussendlich ihrer persönlichen Wahrheit stellen. Luna hat sie nie verlassen und auf wunderbare Weise einen Weg gefunden, sich ihrer Mutter mitzuteilen.